2012 年国家自然科学基金资助项目(81273627)

山东省 2013～2014 年度中医药科技发展计划项目(2013-036)

经 方 解 郁

张沁园　张弛　编著

山东大学出版社

图书在版编目(CIP)数据

经方解郁/张沁园,张弛编著. ——济南:山东大
学出版社,2016.9
　ISBN 978-7-5607-5607-3

　Ⅰ.①经… Ⅱ.①张… ②张… Ⅲ.①郁证－经方
②郁证－中医疗法 Ⅳ.①R289.2 ②R256

　中国版本图书馆 CIP 数据核字(2016)第 217835 号

责任策划:宋亚卿
责任编辑:唐　棣　毕文霞
封面设计:张　荔
_____
出版发行:山东大学出版社
　　　　社　　址　山东省济南市山大南路 20 号
　　　　邮　　编　250100
　　　　电　　话　市场部(0531)88364466
经　　销:山东省新华书店
印　　刷:山东和平商务有限公司
规　　格:720 毫米×1000 毫米　1/16
　　　　　11.25 印张　178 千字
版　　次:2016 年 9 月第 1 版
印　　次:2016 年 9 月第 1 次印刷
定　　价:28.00 元
_____

《经方解郁》编委会

前　言

　　随着现代社会生活节奏的加快，人们所面对的压力也越来越大，精神心理疾患的发病率逐年增高，而这部分疾病大多属于中医郁证的范畴。近年来随着国家对中医的大力扶持，中医经典得以回归，经方的优势日益明显，以经方治疗郁证的研究亦日渐深入。

　　《伤寒杂病论》成书于东汉末年，为著名医家张仲景所撰，是中医四大经典著作之一，被后世誉为"方书之祖"。此书集理法方药于一体，具有完整的辨证论治体系。其所载方剂因药味精简、药效卓著而被称为"经方"，为古今医家所推崇。该书作为第一部理论与临床密切联系的中医经典，虽无明确提出"郁证"的概念，但书中所载诸如"百合病""梅核气""脏躁"等病均属现代"郁证"的范畴。后世医家在继承和发扬《黄帝内经》理论和张仲景治郁思想的基础上，以仲景经方为基础方进行加减化裁，并广泛运用于临床，取得了满意的效果。经方解郁具有深厚的理论基础和丰富的临床实践经验。若在临床运用中，能通过系统的整理和总结，进一步挖掘经方的治郁特色，丰富并完善中医治疗郁证的辨证方法，将大有裨益。

　　张仲景在书中创造性地提出了诸如百合地黄汤、半夏厚朴汤、甘麦大枣汤、四逆散、小柴胡汤、柴胡加龙骨牡蛎汤、柴胡桂枝汤等解郁经方，为后世治疗郁证提供了宝贵的论治典范。此类方剂在临床上已广为应用，研究成果颇丰。其中柴胡桂枝汤在现代临床郁证的辨治中也逐渐开始为人们所重视，但目前关于柴胡桂枝汤治疗郁证的系统的文献研究尚不完备。

　　本书将通过梳理郁证的源流、发展及内涵，整理《伤寒杂病论》中经方解郁的证治配伍及后世的临床运用。笔者以柴胡桂枝汤为例，收集整理文献医案，进行统计分析，挖掘柴胡桂枝汤的治郁特色。发现须以柴胡桂枝汤解郁的患者多为中青年女性，病机以肝郁脾虚、化火扰神为主。其主症为急躁易怒、心烦、疲乏、胸胁满闷、口苦咽干、食欲缺乏、失眠、舌淡暗苔白、脉沉弦。常用加味药物以安神类、滋阴清热类、理气化痰类为主，并以典型病案进一步阐释其机理，以期丰富经方解郁的辨治思想，为临床郁证的辨证论治提供新的参考。

张沁园

2016 年 7 月

目　录

第一章　中医郁证源流考析

郁证是中医学中疾病的概念。在源远流长的中医药发展过程中，历代医家关于郁证的学术思想与论著卷帙浩繁。关于"郁"的记载最早可以追溯到两千多年以前的《黄帝内经》中，在此之后，东汉的张仲景撰写了《伤寒杂病论》一书，在继承与发扬《黄帝内经》学术思想的基础之上，结合自己临床实践所得，创制了半夏厚朴汤、百合地黄汤和柴胡类方等解郁经方，丰富了郁证的病因病机理论以及临床辨证论治体系与方法，为后世认识与辨治郁证提供了重要的经验和启示。

现代以来，经方在郁证治疗中的运用范围越来越广泛，这与其辨证论治的指导原则以及精巧灵活的制方思路是分不开的。因此，本书收集了30种经方在郁证治疗中的古今应用文献，分析了其中的证治及方药运用情况，探讨了其在病理、病机、治法、方药等方面的相关规律性，为郁证的临床治疗开拓了广泛的经方思路。

第一节　郁证源流考

祖国医学对抑郁症的认识较早，在古代文献中虽然没有抑郁症病名，但是对于抑郁症的病因、症状、治疗等方面的相关记载却相当丰富。在中医学中，主要将其归属于情志疾病的范畴。

早在春秋战国时期，古人就已经注意到人的内心抑郁、情绪低落等表现，并有相关记载。《楚辞·九章·惜诵》云："心郁邑余侘傺兮。""侘傺"，即指失意的样子。《左传·襄公三年》中还记载了楚国子重讨伐吴国，因丧失了军队、土地和大夫，楚国人怪罪子重，使子重内心忧患，抑郁而病，患"心疾"而亡的事情。《左传·昭公三年》中又提出哀乐思虑不节可导致疾病的观点。《扁鹊仓公列传》记载，淳于意诊齐王之子病，谓："此悲心所生也，病得之忧也。"在《管子·内业》中明确提出了"忧郁生疾，疾困乃死"的观点。由此可见，早在公元前4～前3世纪，古人就已经注意到环境中的不良事件可引发情绪波动，而情绪的忧郁恚闷对人体的身心健康十分有害，重者可导致死亡。

在秦汉时期成书的《黄帝内经》奠定了中医学的理论基础，它将情志理论进一步总结和升华，把情志因素看作是导致人体致病的重要原因，有怒伤肝、喜伤心、思伤脾、忧伤肺、恐伤肾等大量情志致病的记载，并提出心神为人体情志活动的中枢。如：《素问·灵兰秘典论》云："心者，君主之官，神明出焉。"而如果过于忧愁思虑、忧郁不解则会损及心神。《素问·本病论》云："人忧愁思虑即伤心。"《素问·举痛论》云："思则心有所存，神有所归，正气留而不行，故气结矣。"心神受损，则主神明功能不调，从而可出现一系列精神、躯体症状。《灵枢·口问》云："悲哀愁忧则心动，心动则五脏六腑皆摇。"《灵枢·本神》云："因悲哀动中者，竭绝而失生……心，怵惕思虑则伤神，神伤则恐惧自失，破䐃脱肉，毛悴色夭……"《黄帝内经》还指出，遭受社会不良事件刺激可以导致情志、躯体疾病。如《素问·疏五过论》云："尝贵后贱，虽不中邪，病从内生，名曰脱营。尝富后贫，名曰失精……暴乐暴苦，始乐后苦，皆伤精气，精气竭绝，形体毁沮……故贵脱势，虽不中邪，精神内伤，身必败亡。"此外，《灵枢·癫狂》还有"喜怒、善忘、善恐者，得之忧饥"的记载。这些都与抑郁症的病因学、发病学和症状学有关。并且，在《灵枢·癫狂》中有这样的记载："狂始生，先自悲也。"说明医者已经注意到躁狂症患者可以在一个时期内有抑郁的表现，这可能是躁狂抑郁双相障碍的最早记载。《黄帝内经》还首将"郁"的概念引入医学。《素问·六元正纪大论》云"郁极乃发，待时而作"，提出了五运之气太过与不及可导致木郁、火郁、土郁、金郁、水郁的"五郁"概念。

汉代张仲景所著的《伤寒杂病论》为中医学传世经典，其中《金匮要略·百合狐惑阴阳毒病脉证治第三》提到百合病的症状："……意欲食复不能食，常默默，欲卧不能卧，欲行不能行，欲饮食，或有美时，或有不用闻食臭时，如寒无寒，如热无热。"概括了百合病的主要症状是精神、饮食、睡眠、行为、语言、感觉的失调，与西医学抑郁症的主要症状有相似之处，并创立了百合地黄汤治疗百合病。另外还提出了"脏躁""梅核气"等情志疾病，并创制了甘麦大枣汤和半夏厚朴汤进行治疗。《金匮要略·妇人杂病脉证并治第二十二》曰："妇人咽中如有炙脔，半夏厚朴汤主之"，"妇人脏躁，喜悲伤欲哭，象如神灵所作，数欠伸，甘麦大枣汤主之"。这三个方剂在今天仍被众多医家用来治疗抑郁症，经临床验证，确实有较好的疗效。除了中药治疗外，以针灸治疗抑郁症等情志疾病在汉代也有了长足的发展。在皇甫谧所著《针灸甲乙经》中就记载了太冲穴治"腹中郁郁""易恐惧"；劳宫穴治"心中喜悲，思慕歔欷，善哭不休"等相关治疗内容。

进入隋唐时期，因社会的稳定发展，各医家对情志疾病逐渐重视，并作了进一步的观察和探讨。巢元方《诸病源候论》中有关情志疾病的论述达40余种，其中一些症状与抑郁症十分类似。但限于巢氏当时所处的社会背景，《诸病源候论》中多将病因归为鬼物为病。王焘的《外台秘要》中更系统地记载了类似抑郁症的诸病证病因、症状及治疗方剂。如《外台秘要》卷十七中指出"远思强虑""忧恚悲哀""汲汲所愿""戚戚所患"是情志致病的主要原因。《外台秘要》卷十五中更详细地记载了发病的症状和相应的治疗方剂："镇心丸……喜怒愁忧，心意不定，恍惚喜忘，夜不能寐，诸邪气病悉主之方"，"深师五邪丸，疗心惊恐梦寤愁忧，烦躁不乐……悲哀啼泣，常如苦饰，吸吸短气，当发之时，恍惚喜卧，心中涌涌……食即呕逆，除气定心神方"，"恍惚悲伤，或梦寐不安镇心汤方"。其中情绪低落、注意力不集中、健忘、失眠、难以作决定等都是抑郁症的常见症状。这说明当时的医家对抑郁症已经十分关注，作了详细的观察和论述，并且制定了相应的方剂进行治疗，对于抑郁症的辨治思路已经初步建立。

宋代设立"校正医书局"编辑整理医书，使医学得到长足的发展。陈无择明确提出了"七情致病"理论。《三因极一病证方论·七气叙论》云："夫五脏六腑，阴阳升降，非气不生。神静则宁，情动则乱。故有喜怒忧思悲恐惊。"指出七情过极可损伤脏腑，"七者不同，各随其本脏所生所伤而为病"，从而喜伤心，怒伤肝，忧伤肺，思伤脾，悲伤心包，恐伤肾，惊伤胆，导致一系列精神、躯体症状的产生。七情致病理论至今仍被尊为经典，现代医家多以此解释抑郁症的发病和进行辨证论治。因抑郁症多见失眠、记忆力下降等症状，宋代医家多将其归类于"失眠""健忘"等病证中加以论述。如《太平圣惠方》认为，失眠多因"五脏虚邪之气，干淫于心。心有忧恚，伏气在胆……盖心气忧伤，肝胆虚冷，不得睡也"，指出失眠为脏腑本虚，又感外邪或情志不调,致使心胆气虚所致,其中与抑郁症有关的症状为"不得睡","精神不守,喜多恐惧,头昏目暗,四肢不利",治疗以茯神散方、酸枣仁圆方、人参散方等补益心胆,安神宁志。《圣济总录》则将众多与抑郁症相关的病因、症状和治疗归类于"健忘",并从病因病机、症候表现、理法方药等方面进行了详尽而系统的论述。如:"健忘之病,本于心虚。血气衰少,精神昏愦,故志动乱而多忘也。盖心者,君主之官,神明出焉,苟为怵惕思虑所伤,或愁忧过损,惊惧失志,皆致是疾。故曰:愁忧思虑则伤心,心伤则喜忘。"故治疗以养心安神为大法,并根据不同症状表现辨证论治,应用不同的方药。如"精神恍惚,坐卧不宁"的健忘予以远志丸,"精神不足,健忘,懒语多惊"予以白石英汤,"久怀忧戚,气滞血涩,失志健忘,饮食无味"予以人参煮散。由此可以看出,在这个时期,有关抑郁症等情志疾病的辨证论治已经逐渐形成体系。

进入金元时期,在各种文化思想交流、碰撞的背景下,医学界也出现"百家争鸣"的局面。学术上的"百家争鸣",大大促进了中医学的发展。此时各医家对于抑郁症的认识不仅仅局限在"失眠"和"健忘"等方面,而是有了更大的扩展,那就是以"郁证"辨治抑郁症。当时虽没有明确提出"郁证"这个病名,但是各医家有关"郁"的论述已经相当系统。此时提出的"郁"主要是指的一个病机概念,指因七情不调、外感邪气等引起的一切人体气血津液等瘀滞不通而生的疾病。因气血津液瘀滞不通可产生诸多症状,变化多端,与抑郁症有关的情志症状也是其中之一。张元素、张子和都依据《黄帝内经》的五郁对郁证的病因病机作了相关论述,并强调情志在郁证发病中的重要地位。张子和推崇以汗、吐、下三法治郁。如《儒门事亲》云:"柏亭王论夫,本因丧子忧郁,不思饮食,医者不查。以为胃冷,温燥之剂尽用之,病变呕吐而瘦。"张子和予以涌泄剂,升提开郁而愈。朱丹溪则综合六淫、七情等内、外病因论,首倡"六郁"学说,将郁证分为气郁、血郁、痰郁、火郁、湿郁、食郁"六郁"。《丹溪心法·六郁》云"气血冲和,万病不生。一有佛郁,诸病生焉。故人身诸病,多生于郁",并制越鞠丸专治郁,使郁证的理、法、方、药更加系统化。但是这一类论述是对此类症状病因病机的总括,并非专指某病。至于以郁证专指情志疾病则是在明清以后。另外,朱丹溪非常重视心理治疗的作用。他在《丹溪心法》提出:"五志之火,因七情而生……宜以人事制之。"这里所谓"人事制之"即指心理治疗。

明清时期,对于抑郁症的相关病证有了更细致深入的论述,出现了许多历史上颇具影响的医学文献,载有许多情志疾病的内容。明清时期可以说是郁证辨治的鼎盛发展时期。明代虞抟在《医学正传·郁证》中首先提出了"郁证"病名,随后各医家对抑郁症等相关情志疾病越来越关注,一些医家开始用"郁证"专指以情绪抑悒、忧郁烦闷为主要表现的疾病,使抑郁症与中医"郁证"的关系更近了一步。如张璐《张氏医通》云:"郁证多缘于志虑不伸,而气先受病","思想无穷,所愿不得,皆能致病"。《古今医统大全·郁证门》云"郁为七情不舒,遂成郁结,既郁之久,变病多端",对其病因病机作了相关论述。而张景岳对于郁证的病因病机则作了更加详细系统的论述。他认为,《黄帝内经》的"五行之郁"与"情志之郁"是两个概念。如《景岳全书·郁证》曰:"凡五气之郁则诸病皆有,此因病而郁也。至若情志之郁,则总由乎心,此因郁而病也。"他认为,五气之郁是各种病因致使脏腑功能失调,而导致的人体气血津液等瘀滞不通,所谓因病而郁(瘀);而情志之郁则是因为情志的抑悒忧郁,而导致一些躯体症状的出现,所谓因郁而病。其中"因郁而病"与抑郁症的发病特点是比较符合的。此外,张景岳将情志之郁概括为"一曰怒郁,二曰思郁,三曰忧郁"。他认为怒郁和思郁为大怒及积虑所致,属于实证,而忧郁属于虚证。《景岳全书·郁证》云:"又若忧郁病者,则全属大虚,本无邪实,此多以衣食之累,利害之牵,及悲忧惊恐而致郁者……此其戚戚悠悠,精气但有消索,神志不振,心脾日以耗伤。凡此之辈,皆阳消证也,尚何邪实?"根据张景岳对三种情志之郁的症状及发病特点的描述,忧郁与抑郁症的病因及主症符合点较多。清代持此种观点的医家也不乏其人。如清代顾锡的《银海指南》指出:"气血不顺,脉不平和,即是郁证,乃因病而郁者。至若情志之郁,则有三焉:一曰怒郁,方其盛气凌人,面赤声厉……一曰思郁,凡心有所忆而生意,意有所属而生思,思有未遂而成郁……一曰忧郁,或因衣食之累,或因利害之牵,终日攒眉而致郁者,志意乖违,神情萧索","然五气之郁,因病而郁者也;情志之郁,因郁而病者也"。至此,已将情志之郁从气血津液等瘀滞所致的郁证病机概念中分离出来,成为一个独立的病名。从顾锡所描述忧郁的症状来看,因生活压力而导致情绪低落、兴趣减退、主动性降低、表情悲哀等症状与抑郁症也十分符合。清代张石顽还注意到"郁病多患妇人",这与抑郁症的发病女性多于男性也是十分符合的。清代王清任还从血瘀的角度出发,认为情绪障碍,如瞀闷、急躁等,应以活血化瘀法治之。《医林改错》中记载以血府逐瘀汤治疗"瞀闷,即小事不能开展，即是血瘀，三副可好"，从而奠定了后世以活血化瘀法治疗抑郁症的理论基础。在明清时期，各医家除了对抑郁症的药物治疗研究更加深入外，还逐渐注重心理治疗的作用。如叶天士《临证指南医案》云："郁证全在病者能移情易性。"清代吴尚先《理瀹骈文》云："七情之病，看花解闷，听曲消愁，有胜于服药者也。"吴尚先还指出，对于较复杂的情志疾病，还应灵活运用情志相胜等疗法，精心制订治疗方案，才能取得较好的疗效，如："按此中医理甚微，立确有据，非只如'看花解闷、听曲消愁'之常谈也。精于医者，应推之。"

　　明清时代对于癫证、失眠、健忘等与抑郁症相关的病证有了更深入的论述。"癫证"的名称，始见于《五十二病方》，但是各代医家多将癫证与癫痫相混，而且从理法方药方面也没有大的突破和进展。直至明清时期，在总结前人理论的基础上，王肯堂将癫证归为情志疾病，并进一步论述了情志为患的发病机理。如《证治准绳》云："癫者，俗谓之失心风。多因抑郁不遂……精神恍惚，言语错乱，喜怒不常。"认为癫由情志抑郁得之。《证治要诀》云："癫狂由七情所郁，遂生痰涎，迷塞心窍。"提出了"痰迷心窍"的病机。由此可以看出，癫证与重度伴精神症状的抑郁症有一定符合之处。临床上，抑郁症可出现睡眠障碍的表现。明清时期，有多位医家对因情绪抑郁而导致失眠的病因病机作了相关探讨和论述。如《景岳全书》中曾提出："……思虑太过者，必致血液耗亡……所以不眠。"提出心脾两虚而致失眠的病机。《清代名医医案精华·不寐》曰："忧思抑郁，最损心脾……心为君主之官，脾乃后天之本，精因神怯以内陷，神因精伤而无依，以故神扰意乱，竟夕不寐。"说明忧思抑郁的情志改变损伤了心脾的生理功能，从而气血不足，神明受扰，导致不寐。这对于现代医家对抑郁症所导致的失眠进行辨治仍有重要指导意义。另外《医林改错》提出"不眠，夜不能睡，用安神养血药治之不效者"，可使用血府逐瘀汤，其效若神。健忘，是以记忆力下降为主要表现的一类病证，在抑郁症患者中亦不少见。健忘的发病与情绪波动密切相关。如明代龚廷贤《寿世保元》云："此由思虑过度，伤于心则血耗散，神不守舍，伤于脾则胃气衰惫而疾愈深；二者皆主人事，则卒然而忘也。"《医林改错》提出："灵机记性，不在心在脑。"为中医理论的一大进步。唐容川对健忘的认识有独具匠心之处。如《中西医汇通医经精义》云："脾阳不足，则思虑短少。脾阴不足，则记忆多忘。"治疗时辨证论治，虚则养心安神，实则豁痰开窍、祛瘀宁神，成为后世治疗健忘的辨治大法。

由上可以看出,中医学对于抑郁症的认识,起源于秦汉,发展于唐宋,完善于金元,而鼎盛于明清。中医学对于抑郁症的认识源远流长,对于治疗抑郁症已经有了十分丰富的经验和有效的手段。

一、秦汉时期对郁证的认识

先秦的古人把自然界中出现的一切积聚、蓄积、失畅现象概谓之"郁"。《管子·内业》曰:"郁忧生疾。"《吕氏春秋》谓:"精不流则气郁。"《黄帝内经》中对郁证的病因、病机及治则均有论述。中医有关郁证的论述早在秦汉时期就有相关的阐发。《黄帝内经》中对"郁"的理论认识主要集中在以运气异常致郁为主。具体而言,有一年之中主客气之间的相互关系,以及前后两年之间六气的升降失常。"人以天地之气生,四时之法成。"人生于天地之间,"天食人以五气,地食人以五味。五气入鼻,藏于心肺,上使五色修明,音声能彰。五味入口,藏于肠胃,味有所藏,以养五气,气和而生,津液相成,神乃自生",故人与天地通,依赖天地四时之气的变化。岁运正常之年,疾病很少流行,而当运气太过或不及之年,天地间则出现因本气被所不胜之气乘克而产生的郁气。"郁极乃发,待时而作。"五运之气被胜制后,由于抑郁过甚,则有复气发作,即五郁之发,出现气候、物候的变化。天地有五运之郁,在人应五脏,郁则结聚不行,当升不升,当降不降,当化不化,邪聚气实而生郁病。《黄帝内经》中有关于五气之郁的论述,按照郁之微甚不同,制定预防和治疗原则。"五郁",包括木郁、火郁、土郁、金郁、水郁,究其本质还在于六气之间的生克制化。郁之轻则通过针刺经络调节脏腑功能达到预防疾病的目的;郁之甚则以调气为中心,以通为主,过者折之,实者泻之,"木郁达之""火郁发之""土郁夺之""金郁泄之""水郁折之"。结合"五郁"的临床辨治讨论也十分丰富多彩。武天立系统探讨了"五郁"治则理论,认为木郁为病即疏泄失职,又有疏泄不及和疏泄太过之分,用升发之药轻而扬之,发而散之,即为"达之";火郁于气分或血分郁于脏腑,必须以苦寒泄火,辛凉开郁;土郁主要是湿浊之邪郁遏脾胃气机,应劫除邪实;"金郁泄之"指邪气干肺或脏气亏损可致肺气郁结而失宣降,治疗时疏散风寒风热,祛风润燥以宣泄;"水郁折之"是祛除痰浊水饮以降泄肾阳不足、气化失利造成的寒湿凝滞,治疗应祛除寒邪和水湿。[①] 赵绍琴从舌脉和临床症状上对火郁与火热进行辨识，并针对其火郁之因以升降散化裁宣泄火郁。[②] 刘鸿达则认为应根据火郁部位不同来用药，临床以热郁气分、热郁少阳、热入血室、热伏阴分、脾胃郁火最为多见。[③] 王志分析了"火郁发之"在眼科的应用，认为眼病多火、多郁，郁火伤目又分阴阳；临证根据原因不同，又有理脾气以除郁，清心火以开郁，泻肺火以散郁，疏肝气以解郁等不同的治法。[④] 杨道海认为朱丹溪所制左金丸用吴茱萸佐黄连，使火热得清，郁结得散，其中蕴含"火郁发之"之理。[⑤]

此外，《黄帝内经》中虽未明确提出情志致郁，但已有相关内容涉及。如"思则气结"，"愁忧者，气闭塞而不行"，"尝贵后贱，虽不中邪，病从内生，名曰脱营。尝富后贫，名曰失精"，等等，都是由情志郁所致的病症。

《黄帝内经》之后，汉代医家张仲景结合临床实践，在郁证的阐发上更多地偏重于人体病理产物致郁，散见于六经辨证的条文中，学者曾将其总结为气郁、火郁、水郁、痰郁、湿热郁、血郁。拘于编写体例，在《伤寒杂病论》中没有专篇讨论郁证，但对郁证的临床表现有形象描述并给出相应治疗方药。如由气郁所致"默默不欲食，胸胁苦满，心烦"者治以小柴胡汤；因痰气郁结表现出"咽中如有炙脔"者疗以半夏厚朴汤；"无故喜悲伤欲哭者"用甘麦大枣汤等。为后世医家治郁留下了宝贵的论治典范，同时也开阔了郁证的临床思维。

二、晋唐时期对郁证内涵的丰富

晋末南北朝时期的医家在郁证辨治的发展上主要是阐发了因郁致病的病机。如晋末医书《刘涓子鬼遗方》中记载"治客热郁积在内，或生疖，黄芪汤"，明确提出了郁与痈疖间的病机关系。南齐褚澄著的《褚氏遗书·本气》中叙述了周行不息的人身之气，由于痰积壅塞导致气血郁滞，进而产生疾病，其言"或痰聚上，或积恶中，遏气之流，艰于流转，则上气逆上，下气郁下。脏腑失常，形骸受害。暨乎气本衰弱，运转艰迟，或有不周，血亦偏滞。风、

① 参见武天立：《五郁治则探析》，载《新中医》1992年第6期。
② 参见赵绍琴：《谈火郁证的治疗及体会》，载《中医杂志》1980年第5期。
③ 参见刘鸿达：《郁火证初探》，载《河北中医》1985年第5期。
④ 参见王志：《火郁发之在眼科临床的应用》，载《辽宁中医杂志》1986年第5期。
⑤ 参见杨道海：《略谈左金丸与火热之治则》，载《江苏中医药》2007年第1期。

湿、寒、暑,乘间袭之,所生痰疾,与痰积同",初步提出了"气血痰郁"理论。

　　隋唐医家则丰富了"郁"的概念范畴及治法。如巢元方在《诸病源候论》中将"郁"理解为"气机壅积不泄"的异常状态,并用于对食物及局部自然环境的认识,解释食用菌类植物及深入长期关闭的古井时中毒的原理:"凡园圃所种之菜本无毒,但蕈、菌等物,皆是草木变化所生,出于树者为蕈,生于地者为菌,并是郁蒸湿气变化所生,故或有毒者","凡古井、冢及深坑阱中,多有毒气,不可辄入,五月六月间最甚,以其郁气盛故也"。病因方面,提出情志郁可致痈疽,"诸气愤郁,不遂志欲者,血气蓄积,多发此疾"。并进一步扩大因郁所致的疾病,认为"郁"是黄疸、中暍等病的重要病机,黄疸由脾胃内伤导致湿热内郁;中暍之病多因热毒外邪导致阳气暴郁。王冰则阐发了《黄帝内经》"五郁之治"的具体治法,木郁达之,"达,谓吐之,令其条达也";火郁发之,"发,谓汗之,令其疏散也";土郁夺之,"夺,谓下之,令无拥碍也";金郁泄之,"泄,谓渗泄之,解表利小便也";水郁折之,"折,谓抑之,制其冲逆也,通是五法,乃气可平调,后乃观其虚盛而调理之也"。

三、宋金元时期对郁证证治的创新发展

　　宋代陈无择首倡七情内伤病因论,明确提出了"七情致郁"的病机特点。陈氏在继承《黄帝内经》有关人体气机升降理论的基础上,重视七情致病的气机分析。陈无择将疾病病因统归为内因、外因、不内外因,其中内因即喜、怒、忧、思、悲、恐、惊七情。《三因极一病证方论·三因论》中曰:"七情,人之常性,动之则先自脏腑郁发,外形于肢体,为内所因。"这里七情主要是指由七情引发的脏腑气机内郁,而非七情本身。《三因极一病证方论·七气证治》中有段对"七情致郁"而为病的描述:"七者虽不同,本乎一气。脏气不行,郁而生涎,随气积聚,坚大如块,在心腹中,或塞咽喉如粉絮,吐不出,咽不下,时去时来,每发欲死,状如神灵所作,逆害饮食,皆七气所生所成。"类似于现今所说的梅核气或神经官能症。陈氏较之前人的发展更在于他突破了前人对郁的认识,不再将郁局限于黄疸、中暍、痈疽等病,而是涉及各种内科杂症、外科瘰疬瘿瘤、头面五官病、妇人产后病等共34种病证。同时他还强调在调治七情致病病证时应注意分辨虚实,并分别创立了相应方剂,对七情致郁有较为系统的论述。

　　及至金元时期,由于战争不断,天灾流行,大批儒士投医,思维开阔,出

现了"百家争鸣"的局面。郁证的理论也得到发展,其中最具影响力的就是金元四大家。他们对郁证的论治也是各有见地。同时,较之前人的零散记叙,金元医家已开始专篇较为系统地讨论郁证。刘完素从郁热互生的角度出发,着重于阳气的流通及其对阴液的宣发作用。"火热佛郁"可以致郁,同时郁又可以促使六气化火。治疗上善用辛凉甘寒之品或辛甘热药来宣散郁结。张从正除运用汗、吐、下三法攻病祛邪来治疗"五郁"外,还善于根据五行相克的关系来治疗情志郁证,即以悲治怒,以喜治悲,以恐治喜,以怒治思,以思治恐,首开后世情志相胜法之先河。李东垣论郁,重在调治脾土,认为脾胃气机升降正常,人体脏腑之气才能运行有序;并创立了"升阳散火"法,即借风药轻扬之性升腾脾胃清气,鼓荡少阳之气,使气运有序,则诸郁自解。朱丹溪博采众家之长,又自成一派,对郁证进行专篇讨论,创立了气、血、火、湿、食、痰六郁之说,六郁之中首重气郁,若"气血冲和,万病不生。一有佛郁,诸病生焉,故人身诸病,多生于郁",并提出了六郁汤、越鞠丸等相应方剂,深受后世医家临床所喜。

四、明清医家对郁证治疗理论的深化完善

明清医家大多在继承前人认识的基础上,结合自己的见解,不断深化和完善郁证理论,扩充了《黄帝内经》"五郁"之治的具体治法。如张景岳《景岳全书》举例:"火郁之治,当用发矣,若元阳被抑,则达非发乎?脏腑留结,则夺非发乎?肤窍闭塞,则泄非发乎?津液不化,则折非发乎?且夺者,挽回之谓,大实非大攻,不足以荡邪;大虚非大补,不足以夺命,是皆所谓夺也。"即"火郁发之"只是治疗原则,而在具体治法上应根据病情灵活选用,不应局限于王冰所注的达即吐法,发即汗法,夺即下法,泄即解表利小便。同时不断完善六郁的脉证,如清代喻嘉言在《医门法律》中对郁证的症状记述为:"气郁者胸胁痛;湿郁者周身疼,或关节痛,遇阴寒则发;痰郁者动则气喘,寸口脉沉滑;热郁者昏瞀,小便赤,脉沉数;血郁者四肢无力,能食;食郁者嗳酸,腹饱不能食,左寸脉和平,右寸脉紧盛。"明清医家对郁证的另一发展在于逐渐认识到情志郁有其独特的发病规律和治疗方法,把情志之郁作为郁证的主要内容。如《古今医统大全·郁证门》说:"郁为七情不舒,遂成郁结,既郁之久,变病多端。"张景岳在其《景岳全书》中则扩展了"郁"的定义,直接分离出情志之郁。他认为由外感六淫、内伤七情、饮食劳逸导致的气血滞

逆、脏腑经络失调均属于"郁证"的范畴。同时,他还首次对郁证进行分类,指出凡是由于自然五运乖和,人应之而出现气血不调的五气之郁,是病久而化郁,此乃"因病而郁";凡是由于情志不遂、大惊卒恐郁结胸中,致"血气分离,阴阳破败,经络厥绝,脉道不通,阴阳相逆"的情志之郁,乃"因郁而病",并着重论述了怒郁、思郁、忧郁三种郁证的证治。这种分类方式明确了广义之郁和狭义之郁的内涵,为系统研究郁证提供了方向。后世医家在此基础上多以狭义之郁即情志郁为研究重点。如叶天士的《临证指南医案·郁》所载病案均属情志之郁,治法多变,用药清新灵活,并注意到精神治疗的重要性,提出治郁关键在于"移情易性",给予近现代研究情志郁颇多启示。

五、现代医家对郁证学术思想的研究

明清以前"郁"多作为一个广义的病证概念被阐发,任何因素只要导致人体气血郁滞而发病的,都属于"郁"的范畴,所以所涉及的病种较多。近现代以来学术界多着眼于狭义情志致郁的病证,将郁证的概念范围逐渐缩小成为一种独立的病证,单指由于情志不舒、气机郁滞所致的以心情抑郁、情绪不宁或易怒喜哭为主要临床表现,同时伴有躯体症状表现,如胸部满闷、胁肋胀痛、腹痛腹泻,或咽中如有异物梗塞等症的一类病证。以情志内伤为致病原因,类似于现在西医学的抑郁症、焦虑症、神经官能症、更年期综合征等精神类疾病。病机重点在于肝气郁滞,气郁则湿不化,湿郁生痰,而致痰气郁结;气郁日久,由气及血而致血郁,又可进而化火,变证诸多。病位涉及肝、心、脾、肾,治疗时以理气开郁、调畅气机、怡情易性为基本原则,辨明脏腑虚实及兼夹气血痰湿情况不同而分别论治。刘渡舟先生归纳《伤寒论》中常见的水、火、痰郁之证,认为其具有气机蕴郁与阳气不伸两大特点,水郁关键在于小便不利,主以桂枝去桂加茯苓白术汤;火郁主症是心中懊恼,主以栀子豉汤;辨痰郁则在于胸中痞之症,以瓜蒂散吐之。[①]

第二节 郁证释名

郁乃滞而不通之意。凡因内伤外感、情志不和、气郁不伸,而致气滞、血

---

① 参见刘渡舟:《试论〈伤寒论〉之水火痰郁证治》,载《北京中医学院学报》1985 年第 4 期。

瘀、痰壅、火逆,渐至脏腑失和不通之证统称为"郁证"。郁证之说,起于《黄帝内经》。《素问·六元正纪大论》曰:"木郁达之,火郁发之,土郁夺之,金郁泄之,水郁折之。"提出了"五郁"的治疗原则。朱丹溪又有"六郁"之称,即气郁、湿郁、痰郁、热郁、食郁、血郁。之后张景岳又有"五郁"之说,并以怒郁、思郁、忧郁三种为主进行阐述。至罗赤诚又认为:"郁之为病,非止一端,有郁久而生病者,有病久而生郁者,有误药而成郁者。"①而郑守谦曰"郁非一病之专名,乃百病之所由起也"②,把郁上升到病因层次。

自《黄帝内经》以"五运之郁"提出"郁"这一病理概念后,随着历代医家的不断发展创新,"郁"的内涵及外延在不断地扩大,并逐步演变成现代的"郁证"。"郁证"有广义和狭义之分,广义郁证多指因病致郁,凡由外感、内伤导致人体脏腑功能不能畅达、气血运行郁滞者均属于此范畴;狭义之郁特指由情志不舒、气机郁滞导致的以心情抑郁、情绪不宁、胸部满闷、胁肋胀痛或易怒喜哭等症为主要临床表现的一类身心疾患。通常我们所说的郁证即指狭义的情志致郁。《黄帝内经》时期,虽无"郁证"之名,但有较多关于情志致郁的论述。如《素问·举痛论》"思则心有所存,神有所归,正气留而不行,故气结矣",《灵枢·本神》"愁忧者,气闭塞而不行"以及《灵枢·本病论》的"人忧愁思虑即伤心","人或恚怒,气逆上而不下,即伤肝也"等。

汉代张仲景在《金匮要略·妇人杂病脉证并治第二十二》中记载了脏躁及梅核气两种郁证证候多发于女性,所提出的治疗方药"半夏厚朴汤""甘麦大枣汤"沿用至今。

金元时代开始较明确地把郁证作为一个独立的病证加以论述。如《丹溪心法·六郁》已将郁证列为一个专篇,提出了气、血、火、食、湿、痰六郁之说,创立了六郁汤、越鞠丸等相应的治疗方剂。

明代虞抟的《医学正传》首先使用郁证作为病证名称。自此之后,医家逐渐把情志致郁作为郁证的主要内容。如《古今医统大全·郁证门》言"郁为七情不舒,遂成郁结,既郁之久,变病多端";《景岳全书·郁证》将情志致郁称为因郁而病,着重论述了怒郁、思郁、忧郁三种郁证的证治;《临证指南

---

① 程杏轩:《医述》,安徽科学技术出版社1983年版,第68页。
② 郑兆炽:《著名中医学家郑守谦七代家传秘笈选萃》,湖南科学技术出版社2008年版,第101页。

医案·郁》所载病例均属情志致郁,治法涉及疏肝理气、平肝息风、清心泻火、健脾和胃、化痰涤饮、益气养阴等,用药灵活,充分注意到心理治疗对郁证的意义,提出"郁证全在病者能移情易性"。王清任着重强调血行郁滞致郁证的病机,临床治郁多以活血化瘀为法。

综上可知,中医所讲"郁"有广义、狭义之分。广义的"郁",包括外邪、情志等因素所致的郁在内。狭义的"郁",即单指情志不舒为病因的郁。明代以后的医籍中记载的郁证,多单指情志致郁而言。西医学类似于抑郁症、神经官能症、焦虑症、更年期综合征及反应性精神病等。

第三节 《伤寒杂病论》中郁证的概念内涵探讨

《伤寒杂病论》中关于郁证的理论认识及临床实践来源于张仲景对前人经验的继承学习和自身的研究拓展。因此,经方治疗郁证的成就离不开以《黄帝内经》为代表的医经理论的指导和张仲景丰富的临床实践经验。

一、《伤寒杂病论》中郁证的渊源

根据古代文献的记载,中医学中对郁证的相关记载最早出现在《黄帝内经》中,虽然书中并未有郁证的专篇介绍,但在《素问·六元正纪大论》中详尽地记录了五运之气郁极而发的物象和致病情况,并针对木郁、火郁、土郁、金郁、水郁及五脏的因郁致病提出了"木郁达之,火郁发之,土郁夺之,金郁泄之,水郁折之"的"五郁"之治,这其中尤以"木郁达之"对后世郁证的治疗最具指导意义。又,《灵枢·本神》中有云:"是故怵惕思虑者,则伤神,神伤则恐惧流淫而不止。因哀悲动中者,竭绝而失生。喜乐者,神惮散而不藏。愁忧者,气闭塞而不行。盛怒者,迷惑而不治。恐惧者,神荡惮而不收。心怵惕思虑则伤神……死于冬;脾忧愁而不解则伤意……死于春;肝悲哀动中则伤魂……死于秋;肺喜乐无极则伤魄……死于夏;肾盛怒而不止则伤志……死于季夏;恐惧而不解则伤精,精伤则骨酸痿厥,精时自下。"此段文字详尽地描述了七情五志致郁的致病机理及病形,为后世的七情致郁及因郁而病提供了最初的理论基础。

除了《黄帝内经》以外,在西汉古医书《养生方》中也有对郁证的记载,书中所述的结气病"哭泣悲来,新哭讫,不用即食,久成气病",不仅是对郁证的描述,更对其具体的病因作了说明。

《黄帝内经》将郁分为天时之郁、七情之郁与脏腑之郁,并加以详尽的记述和解释,形成了郁证理论起源的基石,再辅以《养生方》等其他早期医书中的补充记录,共同为《伤寒杂病论》中的经方辨证解郁及后世诸家的郁证学说奠定了坚实的理论基础。

二、《伤寒杂病论》中郁证的概念内涵

基于对《黄帝内经》等典籍中有关郁证理论的学习与继承,更是基于长期丰富的临床实践经验,张仲景在《伤寒杂病论》一书中对多种郁证的病名、病候、病因、病机乃至发展和预后作出了详尽的记述和阐释,并创制了与之相应的经方和加减方予以治疗。

在解郁的临床实践中,张仲景认识到,女性由于本身体质因素以及在家庭、社会中所处的地位等原因,较男性更易于引起郁证的发生,故在《金匮要略·妇人杂病脉证并治第二十二》中提出了妇人梅核气与妇人脏躁的疾病表象与治疗方法,并创制了疏肝开郁、行气散结的半夏厚朴汤以及甘润缓急、养心安神的甘麦大枣汤。此二方从问世起一直被广泛使用,至今已成为众医家治疗梅核气和妇人脏躁的基础方。不仅如此,张仲景还认为奔豚病皆从惊恐得之,以致气逆冲胸,并因此创制了降逆平冲的奔豚汤。此外,"百合病者,百脉一宗,悉致其病也",张仲景命名了神情恍惚、欲卧不能卧、欲行不能行的百合病,并创制了针对此病的专方百合地黄汤及其加减方。从这些病证的方药证治中来看,张仲景已经继承并发展了《黄帝内经》中分型辨治"五郁"的思想,除了基本的调畅气机、祛除邪气以外,更是依据病症的具体情况辨证施治。值得一提的是,张仲景为治疗少阳证而设立的小柴胡汤、柴胡桂枝汤以及柴胡加龙骨牡蛎汤等柴胡类方,已经成为现代临床中治疗肝郁型郁证的基础方。

在张仲景之后,中医学中"郁"的基本概念已经初步形成。不同于《黄帝内经》中对气运之郁和脏气之郁的宽泛描述,张仲景对具体的情志郁证作了简要阐释,为郁证学说奠定了基础。

第二章　郁证的中医治疗策略

如前所述,古代文献中并无抑郁症的病名,对于相关的论治内容,仍需从"郁证""百合病""梅核气""脏躁""癫证""失眠""健忘"等方面进行检索。以下探讨郁证、脏躁等证的治疗策略。

第一节　郁证论治

《黄帝内经》中即记载了"五郁"的辨证论治。如《素问·至真要大论》曰:"疏其血气,令其条达,而致和平。"《素问·六元正纪大论》提出:"木郁达之,火郁发之,土郁夺之,金郁泄之,水郁折之。"为后人对郁证治疗原则的认识有重要的指导意义。后人根据《黄帝内经》旨要,对郁证治疗提出了具体的治则及方药。如明代孙一奎《医旨绪余·论五郁》云:"夫《黄帝内经》曰:木郁达之……达者,通达之谓也。……木郁于下,胁疼日久,轻则以柴胡、川芎之类升而提之,亦条达之意也;重则用当归龙荟丸摧而伐之,孰非通达之意","火郁发之……发者,发越之谓也。……当发而越之,以返其自然之常,又如五心烦热,肌肤大热,过食冷物,抑遏阳气于脾土之中,以火郁汤、升阳散火汤,皆发之之意也,又谓从其性而扬之。思想无穷,所愿不遂,悒郁不乐,因生痰涎,不进饮食,或气不升降,如醉如痴,以木香、石菖蒲、生姜、雄黄之类师而动之,亦发之之意也。小便泓浊,疮疡舌疳,以黄连解毒汤、导赤散、八正散之类引而下之,孰非越之之意欤","土郁夺之……夺者,攘夺之谓也……当攘而夺之。以复其健运之常。又如腹中窒塞,大满大实,以枳实导滞丸、木香槟榔丸、承气汤下而夺之……忧思痞结,不思饮食,腹皮微急,以木香化滞汤、消痞丸消而磨之,亦攘之之意也。诸湿肿满,肿,湿热发黄,以实脾利水之剂燥之,孰非攘而夺之之意欤","金郁泄之……泄者,疏泄之谓也。……当疏而泄之，以肃其清降之常。又如伤风，咳嗽鼻塞，以参苏饮、人参败毒散，皆疏之之意。胸膈停饮，或水饮入肺，喉中如水鸡声，或肺痈呕脓血，以葶苈大枣泻肺汤治之，孰非泄之之意欤"。明代赵献可不仅把郁证概念推而广之，提出了"郁者，抑而不通之义"的精辟论断，而且在《素问·六元正纪大论》确立的"木郁达之，火郁发之，土郁夺之，金郁泄之，水郁折之"治则的基础上，与脏腑病密切联系起来，提出了新的观点。他认为，"木郁达之"不只局限于吐法；"火郁发之"不只是发汗；"土郁夺之"也包括吐法；"金郁泄之"为解表利小便；"水郁折之"为调气利小便。他还根据"五郁"之中木郁为首的特点，主张郁证当以治木郁为首，提出"以一法代五法""一法可通五法"的观点，以逍遥散为主方，配合左金丸、六味地黄丸等治郁，疗效颇佳。明代医家张景岳解释《黄帝内经》"五郁"的治则："木郁之病……但使气得通行，皆谓之达。"张景岳用柴胡疏肝散治肝气犯胃胁脘胀痛证："火郁之病……因其势而解之，散之，升之，扬之，如开其窗，如揭其被，皆谓之发，非独止于汗也"，"土郁之病……土畏壅滞，凡滞在上者夺其上，吐之可也；滞在中者夺其中，伐之可也；滞在下者夺其下，泻之可也，凡此皆谓之夺"，"金郁之病……其脏应肺与大肠，其主在皮毛声息，其伤在气分，故或解其表，或破其气，或通其便，凡在表在里，在上在下，皆可谓之泄也"。

对"六郁"的治疗，《丹溪心法·六郁》中提出："治郁之法，顺气为先，降火、化痰、消积，分多少而治。"并创制了越鞠丸、六郁汤治郁，以香附开郁利气为主，丰富了中医学对郁证的治疗内容；同时提出"五志之火，因七情而生……宜以人事制之……"的情志疗法。比较《黄帝内经》"五郁论"与朱丹溪"六郁说"，可见治"六郁"以理气消痰为主，治"五郁"以行表里开导为法，后代医家根据此法则，对郁证的治疗有了进一步发展。

对于情志之郁的治疗，张景岳首先予以系统论述。张景岳认为不能以疏肝解郁通治，指出："自古言郁者，但知解郁顺气，通作实邪论治，不无失矣。兹予辨其三证，庶可无误。盖一曰怒郁，二曰思郁，三曰忧郁。"认为怒郁和思郁为大怒及积虑所致，属于实证，而忧郁属于虚证。"怒郁之治……宜解肝煎、神香散，或六郁汤，或越鞠丸。若怒气伤肝，因而动火，以致烦热，胁痛胀满或动血者，宜化肝煎。若怒郁不解或生痰者，宜温胆汤。若怒后逆气既散，肝脾受伤，而致倦怠食少者，宜五味异功散，或五君子煎，或大营煎、归脾汤之类调养之"，"思郁之治：若初有郁结滞逆不开者，宜和胃煎加减主之,或二陈汤,或沉香降气散,或启脾丸皆可择用。凡妇人思郁不解,致伤冲任之源,而血气日亏,渐至经脉不调,或短少渐闭者,宜逍遥饮,或大营煎。若思忆不遂……病在心肺不摄者,宜秘元煎。若思虑过度……病在肝肾不固者,宜固阴煎。若思郁动火,以致崩淋失血,赤带内热,经脉错乱者,宜保阴煎。若思郁动火,阴虚肺热,烦渴,咳嗽见血……宜四阴煎,或一阴煎酌宜用之。……心脾受伤,……宜寿脾煎,或七福饮","忧郁内伤之治:若初郁不开,未至内伤,而胸膈痞闷者,宜二陈汤、平胃散,或和胃煎,或调气平胃散、或神香散、或六君子汤之类以调之。若忧郁伤脾而吞酸呕恶者,宜温胃饮,或神香散。若忧郁伤脾肺而困倦、怔忡、倦怠、食少者,宜归脾汤,或寿脾煎。若忧思伤心脾,以致气血日消,饮食日减,肌肉日削者,宜五福饮、七福饮,甚者大补元煎"。清代医家从临床实践出发强调七情致病,对情志因素所致之郁论述较详,辨证分新久虚实,在治疗上也更趋于完善,叶天士在其《临证指南医案·郁》中载有大量情志致郁的医案,治法多样,用药灵活,同时还认识到精神治疗对本病的意义。如谓:"郁证全在病者能移情易性,医者构思灵巧,不重在攻补。"另有"郁则气滞,气滞久必化热,热郁则津液耗而不流,升降之机失度,初伤气分,久延血分,延及郁劳沉疴。故先生用药大旨,每以苦辛凉润宣通,不投燥热敛涩呆补,此其治疗之大法也"。李用粹《证治汇补·郁证》曰:"若夫思虑成郁,用归脾汤;恚怒成郁用逍遥散,俱加山栀。盖郁则气涩血耗,故用当归随参补血,白芍随术解郁;复用炒黑山栀,取其味清气浮,能升能降,以解五脏热,益少阴血。"《张氏医通》指出:"郁证多缘于志虑不伸,而气先受病,故越鞠、四七始立也。郁之既久,火邪耗血,岂苍术、香附辈能久服乎?是逍遥、归脾继而设也……治法总不离乎逍遥、归脾、左金、降气、乌沉、七气等方,但当参究新久虚实选用,加减出入可也。"林佩琴在《类证治裁》中则提出:"七情内起之郁,始而伤气,继必及血,终乃成劳",治当"苦辛凉润宣通"。江涵暾《奉时旨要》曰:"忧郁之症……多因衣食之累,利害之弊,及悲忧惊恐所致……宜培养真元,用七福饮,四君,异功,六君,大补元煎等治之。或琴书以消忧,皆良法也。"清代吴尚先《理瀹骈文》云:"七情之病,看花解闷,听曲消愁,有胜于服药者也。"可以看出,当时的医家对于七情之郁,提倡怡情易性、调畅情志的心理疗法,同时配合药物调理,与现代的抑郁症治疗思路是基本一致的。另外,清代王清任还从血瘀的角度出发,认为情绪障碍,如瞀闷、急躁等应以活血化瘀法治之。《医林改错》中记载以血府逐瘀汤治疗"瞀闷,即小事不能开展,即是血瘀,三副可好",从而奠定了后世以活血化瘀法治疗抑郁症的理论基础。"郁",《说文解字》解释为:"郁,右扶风郁夷也。从邑,有声。"表示地名。含有两层含义:一作形容词,含有"忧郁"的意思。如《楚辞·九章·惜诵》云:"心郁悒余侘傺兮。"司马迁《报任安书》云:"独郁悒而谁与语!"一作动词,含有"郁积,阻滞"之意。如《吕氏春秋》云:"病之留,恶之生也,精气郁也。"注:"不通也。"《左传·昭公二十九年》云:"郁湮不育。"注:"滞也。"另外还有"怨恨"之意。如傅毅《舞赋》云:"或有宛足郁怒。"故"郁"字是同时含有"忧郁"和"郁积,阻滞"等几层意思的。

借此考诸文献,古代医家有关郁证的论述可分为两类:一是指一切人体气血津液等瘀滞不通而生的疾病,即气血津液之郁,但是这一类论述是对气血津液等瘀滞不通而生的一类症状的病因病机总括,并非专指某病;二是专指情志抑悒忧郁的疾病,即情志之郁。二者的关系是平行的,并不存在广义、狭义的从属关系。也就是说,用于表示人体气血津液瘀滞不通而生的疾病,"郁证"这个病名含有对其病机的描述。而说到情志之郁,郁证就是专指以情志抑悒忧郁为主要表现的疾病,并非含有情志之郁都是因瘀滞致病的含义(明代张景岳所描述的"忧郁"即是虚证的郁证)。虽然与抑郁症关系最密切的应为郁证范畴中的情志之郁,但是气血津液之郁作为病机总括,其涵盖的内容是相当广泛的,因为气血津液瘀滞不通可产生诸多症状,变化多端,抑郁症的症状是其中之一;因此作为抑郁症的主要病机之一,对气血津液之郁的相关内容进行详细论述也是十分必要的。

第二节 气血津液之郁

作为郁证的病机总括,最有影响力的当数《黄帝内经》的"五运之郁"和朱丹溪的"六郁"学说。现分别加以介绍。

一、五郁

《黄帝内经》中虽未出现郁证病名,但是却提出"五运之郁"的概念。"五运之郁"是《黄帝内经》五运六气学说的重要组成部分。五运六气是以五行、六气、三阴三阳等理论为基础,说明自然界气候变化对人体生理、病理影响的学说。《素问·六元正纪大论》云:"五运之气……郁极乃发,待时而作也。"论述了五郁之发,是因为五运之气有太过不及,必有胜复之变,天地有五运之郁,人身有五脏之应,郁结不行,当升不升,当降不降,当化不化,引起人体脏腑、经络、气血津液的阻塞结滞等一系列变化,而成"郁"。并在《素问·六元正纪大论》中论述了木郁、火郁、土郁、金郁、水郁的"五郁"概念。至元代,王履和滑寿进一步阐述"五郁"病机,认为人体除因五运失常可导致"五郁",内伤亦可导致五脏功能失调而成"郁"。如《医经溯洄集·五郁论》云:"凡病之起,多由于郁。郁者,滞而不通之义。或因所乘而为郁,或不因所乘,本气自病而郁者,皆郁也,岂惟五运之变能使然哉。"《读素问钞》云:"木性本条达,火性本发扬,土性本冲和,金性本整肃,水性本流通,五者一有所郁,斯失其性矣。"补充和发展了"五郁"的病机学说。至明代张景岳,在赞同王氏和滑氏观点的基础上,对"五郁"进行了进一步的总结和发挥。如《景岳全书·郁证》云:"经言五郁者,言五行之化也,气运有乖和,则五郁之病生矣。其在于人,则凡气血一有不调而致病者,皆得谓之郁证,亦无非五气之化耳。"指出凡外感、内伤等病因所引起的人体气机不调,气血失和,瘀滞不行,脏腑功能失常等病证皆可归入"五郁"的概念。并首次提出:"凡五气之郁则诸病皆有,此因病而郁也。至若情志之郁,则总由乎心,此因郁而病也。"指出了"情志之郁"与"五运之郁"的不同。赵献可《医贯》一书更是总结了前人之见,分析了郁证的含义,认为:"凡病之起,多由于郁;郁者,抑而不通之义。《黄帝内经》五法,为因五运之气所乘而致郁,不必作忧郁之郁,忧乃七情之病,但忧亦在其中。"提出"伤风、伤寒、伤湿,除直中外,凡外感者,俱作郁看",并认为"五郁"相关,以木郁为主。

二、六郁

元代朱丹溪综合了六淫、七情等内外病因论,首倡"六郁"学说,将郁证分为气郁、血郁、痰郁、火郁、湿郁、食郁"六郁"。以外感、内伤导致气郁为先,其他郁证相因为病,谓气郁而湿滞,湿滞而成热,热郁而成痰,痰滞而血不行,血滞而食不化,而成湿郁、热郁、痰郁、血郁、食郁。"六郁"可转化兼夹,其中以气郁、痰郁、血郁三者为要。《丹溪心法·六郁》曰"气血冲和,万病不生。一有怫郁,诸病生焉。故人生诸病,多生于郁","郁者,结聚而不得发越也,当升者不得升,当降者不得降,当变化者不得变化也,此为传化失常,六郁之病见矣",从病机角度深入阐发了"六郁"理论,强调了气、血的郁滞是导致疾病的重要病理因素。明代虞抟在《医学正传》首先采用"郁证"作为病证名称,进一步阐述"六郁"病因病机:"夫所谓六郁者,气、湿、热、痰、血、食六者是也,或七情之抑遏,或寒热之交侵,故为九气怫郁之候。或雨湿之侵凌,或酒浆之积聚,故为留饮湿郁之疾。又如热郁而成痰,痰郁而成癖,血郁而成瘕,食郁而成痞满,此必然之理也。又气郁而湿滞,湿滞而成热,热郁而成痰,痰滞而血不行,血滞而食不消化,此六者皆相因而为病者也。"

清代医家综合《黄帝内经》"五郁"和朱丹溪"六郁"学说作为理论基础,进一步阐述气血津液之郁的病因病机,如清代何梦瑶《医碥·郁》云:"六淫七情,皆足以致郁,如外伤于风寒湿三气,皆足以闭遏阳气,郁而成热固也。暑、热、燥三气亦足令气郁……至于七情,除喜则气舒畅外,其忧思悲怒,皆能令气郁结,而痰食之遏闭,水湿之停阻,又可知矣。"江涵暾《奉时旨要》云:"郁有六气之郁,风寒暑湿燥火是也;有七情之郁,喜怒忧思悲恐惊是也;有人事失养之郁,气血痰食是也,当分治之。"将郁分为外感六淫、内伤七情和调养失当所致三种,使气血津液之郁的病机内容更进一步的丰富和完善。

我们可以看出,对于人体气血津液瘀滞不通而生的疾病,即气血津液之郁,其病机总括为外感、内伤、七情导致气血失和,瘀滞不行,而诸症自生。其中七情抑遏、气血失和是抑郁症的主要病机之一,对抑郁症的临床辨治有着重要意义。

第三节　情志之郁

情志之郁是专指以情志抑悒忧郁为主要表现的疾病,因此,与抑郁症关系最密切的应为郁证范畴中的情志之郁,此属本节探讨的重点。情志之郁的病机包括虚、实两个方面,实证的病机即情志不调,引起"五郁"及"六郁";虚证则多为情志过极损伤五脏,脏腑功能失调,而致诸多症状,如张景岳之思郁、忧郁。情志疾病的概念最早源于《黄帝内经》,其中虽无郁证的病名,但相关的症状、病因、病机及治则均有论述。《黄帝内经》认为,人的精神意识、思维活动,以喜、怒、忧、思、悲、恐、惊七种情志的变化为其表现形式。外有所触,则情有所变,内有所动。《黄帝内经》把情志因素看作是人体致病的重要原因,有怒伤肝、喜伤心、思伤脾、忧伤肺、恐伤肾等大量情志致病的记载。认为七情五志的太过不及,特别是忧愁不解,可直接影响脏腑功能的运转和气血津液的输化,甚则气机郁滞,产生病证。如《灵枢·本神》云:"因悲哀动中者,竭绝而失生。喜乐者,神惮散而不藏。愁忧者,气闭塞而不行。"《素问·举痛论》云:"思则心有所存,神有所归,正气留而不行,故气结矣。"《黄帝内经》的论述奠定了中医情志致郁的病机学说的基础,并提出心神为人体情志活动的中枢。如《素问·灵兰秘典论》云:"心者君主之官,神明出焉。"而如果过于忧愁思虑、忧郁不解则会损及心神,心神受损,则主神明功能不调,从而可出现一系列精神、躯体症状。如《灵枢·口问》云:"悲哀愁忧则心动,心动则五脏六腑皆摇。"《灵枢·本神》云:"因悲哀动中者,竭绝而失生……心怵惕思虑则伤神,神伤则恐惧自失,破月困脱肉。毛悴色夭……"反之,脏腑功能的正常与否,气血津液的充盈与衰微也可以通过情志的变化反映出来。可见情志改变可以影响脏腑气血功能,而脏腑功能失调、精气的盛衰也同样影响情志活动。这些情志致郁、心主神明的观点为后世以宁心安神及行气开郁之法治疗抑郁症提供了理论依据。《伤寒论》中虽未提出郁证病名,却论述了与之密切相关的"小柴胡汤证""百合病""脏躁"和咽中如有炙脔的"梅核气"病,其症状及病因均与抑郁症有相似之处。提出了理气为治郁大法的治疗观,并创制了小柴胡汤、甘麦大枣汤、半夏厚朴汤等方剂,为后世治疗郁证的经典方剂,对以后肝郁学说的形成起到了重要作用。陈无择《三因极一病证方论·七气叙论》明确地提出了七情致病理论:"夫五脏六腑,阴阳升降,非气不生。神静则宁,情动则乱。故有喜怒忧思悲恐惊。"并指出七情过极可损伤脏腑,"七者不同,各随其本脏所生所伤而为病"。《三因极一病证方论》中提出的七情致郁学说,为后世"郁不离七情"奠定了理论基础。

至明代张景岳,对郁证的病因病机认识有了更完善的阐述。他提出《黄帝内经》的"五行之郁"与"情志之郁"是两个概念,并指出郁证并非全为实证。《景岳全书·郁证》云:"自古言郁者,但知解郁顺气,通作实邪论治,不无失矣。兹予辨其三证,庶可无误。盖一曰怒郁,二曰思郁,三曰忧郁。如怒郁者,方其大怒气逆之时,则实邪在肝,多见气满腹胀,所当平也。及其怒后而逆气已去,惟中气受伤矣,既无胀满疼痛等证,而或为倦怠,或为少食,此以木邪克土,损在脾矣,是可不知培养而仍在消伐,则所伐者其谁乎?此怒郁之有先后,亦有虚实,所当辨治者如此。又若思郁者,则惟旷女嫠妇,及灯窗困厄,积疑任怨者皆有之。思则气结,结于心而伤于脾也……又若忧郁病者,则全属大虚,本无邪实,此多以衣食之累,利害之牵,及悲忧惊恐而致郁者,总皆受郁之类。盖悲则气消,忧则气沉,必伤脾肺;惊则气乱,恐则气下,必伤肝肾,此其戚戚悠悠,精气但有消索,神志不振,心脾日以耗伤,凡此之辈,皆阳消证也,尚何邪实?"认为忧郁纯属于虚证,其病机为终日悲忧惊恐、忧虑不解而耗伤精气,气血亏虚。而怒郁和思郁为大怒及积虑所致,初发为实证,为肝气郁结或郁而化火所致,久则转为虚证,以心脾亏虚、气血不足为主。至清代,顾锡总结和发挥了张景岳的郁证学说,在《银海指南》中指出:"气血不顺,脉不和平,即是郁证,乃因病而郁也。至若情志之郁,则有三焉:一曰怒郁,方其盛气凌人,面赤声厉,多见腹胀,及其怒后,逆气已平,中气受伤,多见胀满疼痛,倦怠少食之症。一曰思郁,凡心有所忆而生意,意有所属而生思,思有未遂而成郁,结于心者必伤于脾,及其既甚,上连肺胃,为咳喘失血,隔噎呕吐;下连肝肾,为带浊崩淋,不月劳损。一曰忧郁,或因衣食之累,或因利害之牵,终日攒眉而致郁者,志意乖违,神情萧索,心脾渐至耗伤,气血日消,饮食日少,肌肉日消,遂至发为目症……然五气之郁,因病而郁者也;情志之郁,因郁而病者也。"从而更加明确地提出"情志之郁"的概念,详细地论述了过怒、过思、过忧所导致情志之郁的病因病机,并将其与气血津液之郁加以区别。

另外,在清代还有一些医家对情志之郁的病因病机进行了总结和探讨,总的来说大多认为思虑不遂、情志抑郁为病因,肝气郁结、气机不畅为病机,病位涉及心脾肝胆等脏腑。如叶天士在《临证指南医案·郁》中指出:"今所辑者,七情之郁居多,如思伤脾,怒伤肝之类是也。其原总由于心,因情志不遂,则郁而成病矣。……皆因郁则气滞,气滞久则必化热,热郁则津液耗而不流,升降之机失度,初伤气分,久延血分,延及郁劳沉疴。"林佩琴在《类证治裁》中也指出,久郁可以及血,损伤脏阳,论曰:"七情内起之郁,始而伤气,继必及血,终乃成劳。"张石顽在《张氏医通·郁》中指出:"郁证多缘于志虑不伸,而气先受病……郁之既久,火邪耗血……然郁证多患于妇人,《内经》所谓:二阳之病发心脾,及思想无穷,所愿不得,皆能致病。"由此可以看出,清代诸医家多结合"六郁"学说,对情志之郁实证的病因病机进行了强调和发展,而对虚证方面的认识略显不足。

虽然从理论上可以将郁证分为气血津液之郁和情志之郁,但二者之间却既有区别,又有联系。气血津液之郁是外感六淫、内伤七情、调护失当所致气血不和、瘀滞为病的病机总括。虽然内伤七情病机包含了情志之郁实证的病因病机,如赵献可《医贯》云:"《内经》五法,为因五运之气所乘而致郁,不必作忧郁之郁,忧乃七情之病,但忧亦在其中。"但是,情志之郁的虚证就不包括在气血津液之郁的病因病机范畴之内。因此,气血津液之郁与情志之郁二者既相互联系,又各自区分不同,实非同一概念,不可一概而论。

第四节　脏躁和梅核气论治

脏躁是由于长期情志不舒,思虑过度,心肝阴血不足,而累及脾肺肾,五脏阴液俱亏,虚火躁动而脏不藏神。故临床表现为精神失常,无故悲伤想哭,神疲乏力等症状。晋代王叔和《脉经》亦称此病为"脏躁"。《医宗金鉴》曰:"脏,心脏也。心静则神藏。若为七情所伤,则心不得静,而神躁扰不宁也。故喜悲伤欲哭,是神不能主情也;象如神灵所凭,是心不能主神明也。"揭示了情志内伤,是以忧郁伤神,心神惑乱为主要发病机理。梅核气的形成则多由于七情郁结,肝失疏泄,气滞痰凝,上逆于咽喉之间。张仲景并未将此病称作梅核气,而是用"咽中如有炙脔"来描述。唐代孙思邈《备急千金要方》中则描述为:"胸满,心下坚,咽中帖帖,如有炙肉,吐之不出,吞之不下。"赵以德《金匮玉函经二注》认为梅核气是:"遇七情至而不决,则火亦郁而不发,不发则焰不达,不达则气如咽,与痰涎结聚胸中,故若炙脔。"可见脏躁、梅核气不仅临床症状具有情志改变的表现,而且其病因病机亦与情志有关。

对于梅核气和脏躁的辨证论治,汉代张仲景早有论述。如《金匮要略·妇人杂病脉证并治第二十二》曰:"妇人咽中如有炙脔,半夏厚朴汤主之","妇人脏躁,喜悲伤欲哭,象如神灵所作,数欠伸,甘麦大枣汤主之"。观察到梅核气和脏躁多发于女性,所提出的治疗方药一直沿用至今。尤在泾《金匮要略心典》认为梅核气为"凝痰结气,阻塞咽嗌之间……半夏、厚朴、生姜辛以散结,苦以降逆,茯苓佐半夏利痰气,紫苏芳香,入肺以宣其气也"。龚廷贤《万病回春》说:"梅核为病,大抵因七情之气郁结而成,或因饮食之时触犯恼怒,遂成此症,唯妇人女子患此最多。治宜开郁顺气,利膈化痰清肺为主。"吴谦《医宗金鉴》云:"咽中如有炙脔,谓咽中有痰涎,如同炙肉,咯之不出,咽之不下者,即今之梅核气病也。此病得于七情郁气,凝涎而生。故用半夏、厚朴、生姜辛以散结,苦以降逆,茯苓佐半夏,以利饮行涩,紫苏芳香,以宣通郁气,俾气舒涩去,病自愈矣。此证男子亦有,不独妇人也。"徐忠可《金匮要略论注》曰:"谓小麦能和肝阴之客热,而养心液,且有消烦利溲止汗之功,故以为君;甘草泻心火而和胃,故以为臣;大枣调胃,而利其上壅之燥,故以为佐。盖病本于血,心为血主,肝之子也。心火泻而土气和,则胃气下达,肺脏润,肝气调,燥止而病自除也。补脾气者,火为土之母,心得所养,则火能生土也。"赵以德《金匮玉函经二注》曰:"然治相并之邪,必安之、和之,用小麦养肝气止燥;甘草、大枣之甘,以缓肝气之苦急,燥止急缓,则脏安而悲哭愈。然又曰亦补脾气者,乃肝病先实脾,不惟畏其传,且脾实而肺得母气以安,庶不离位过中而复下并矣。"

第五节 百合病论治

汉代张仲景在《金匮要略·百合狐惑阴阳毒病脉证治第三》提到百合病的症状:"意欲食复不能食,常默然,欲卧不能卧,欲行不能行,饮食或有美时,或有不用闻食臭时,如寒无寒,如热无热,口苦,小便赤,诸药不能治,得药则剧吐利,如有神灵者,身形如和,其脉微数。"这段文字概括了百合病的主要症状是精神、饮食、睡眠、行为、语言、感觉的失调,与西医学抑郁症的主要症状有相似之处。可以看出,张仲景对抑郁症已有了较详细的观察并加以论述。

从病因病机上看,张仲景对于百合病的描述,并未论及情志与此病的关系,但是此病确与情志因素密切相关。赵以德《金匮玉函经二注》认为百合病多因"情欲不遂,或因离绝菀结,或忧惶煎迫"所致。《医宗金鉴》认为百合病除因"伤寒大病之后,余热未解,百脉未和"之外,还有"平素多思不断,情志不遂,或偶触惊疑,卒临异遇"而"形神俱病",认为百合病的发生与情志所伤有关。张璐《张氏医通》亦认为本病多由思虑伤脾,脾阴受困,厥阴之火尽归于心,扰及百脉而致病。与抑郁症的病因学研究相似,他认为性格因素及负性情感体验都是抑郁症发病的重要原因。

因此,百合病从病机上分析,为情思不遂或大病之后,心脾肺阴不足,虚热扰心所致,属于虚证范畴。《金匮要略》中亦论述了百合病的治则和方药,"百合病,不经吐、下、发汗,病形如初者,百合地黄汤主之",百合地黄汤由百合、地黄二药组成。《日华子本草》言百合"安心、定胆、益智、养五脏";黄宫绣《本草求真》谓百合"能敛气养心,安神定魄"。生地养五脏真阴而清血热。《金匮要略·中风历节病脉证并治第五》篇有防己地黄汤用生地黄两斤,"治病如狂状,妄行,独语不休,无寒热,其脉浮",说明地黄确能用治神志病。百合地黄汤以泉水煎者,取其下热气、利小便、导邪热外出。经泉水煎煮的百合地黄汤除能润肺清心、养阴清热外,还能调和百脉、调和神魄、调和神形,所以能治"如有神灵"之百合病。

第六节　癫证论治

"癫证"之名始见于《五十二病方》,但各代医家多将癫证与癫痫相混,且在理法方药方面也无大的进展。直至明清时期,在总结前人理论的基础上,王肯堂将癫证归为情志疾病,并进一步论述了情志为患的发病机理。如《证治准绳》云:"癫者,俗谓之失心风。多因抑郁不遂……精神恍惚,言语错乱,喜怒不常,有狂之意,不如狂之甚。狂者暴病,癫者久病也。"认为癫由情志抑郁得之。《证治要诀》云:"癫狂由七情所郁,遂生痰涎,迷塞心窍。"提出了痰迷心窍的病机。叶天士则在前人基础上进一步总结了癫证的病因病机,如《临证指南医案》云:"癫由积忧积郁,病在心脾胞络,三阴蔽而不宣,故气郁则痰迷,神志为之混淆。"指出癫证多由思虑不遂,或忧虑过度,损伤心脾,导致脏腑的功能失调,气机不畅,水湿停聚,发生气血津液运行阻滞,气滞痰浊,蒙蔽心窍而引起神志失常。此外,气滞痰浊,气机运行不畅,则导致瘀血停滞,而气郁日久则可化热,从而导致气滞、痰浊、血瘀、火邪等病邪上犯脑神而发为癫证,以情绪抑郁,闷闷不乐,情感淡漠,或烦躁易怒,多疑多虑,甚则妄见妄闻为主要表现。此外,脏腑气血功能虚损亦可导致癫证的发生。早在张仲景《金匮要略·五脏风寒积聚病脉证并治第十》篇即指出:"邪哭使魂魄不安者,血气少也,血气少者属于心,心气虚者,其人则畏,合目欲眠,梦远行而精神离散,魂魄妄行。阴气衰者为癫。"因此,心气心血亏虚,心神失养,脑神不充,亦可发为癫证,而以神志恍惚,食少多梦,心烦不安,倦怠思卧,心悸胆怯,自隔独处,善悲欲哭,甚则妄见妄言妄笑为主要表现。从症状和病因上看,癫证与重度伴精神症状的抑郁症有一定符合之处。综上所述,癫证的病因病机为思虑不遂,忧虑过度,损伤心脾,导致脏腑的功能失调,既可导致气滞、痰浊、血瘀、火邪等病邪扰动脑神,蒙蔽心窍而发为实证,又可因心脉气血亏虚,心失所养,脑神不充而发为癫证之虚证。

第七节 失眠与健忘

失眠和健忘是抑郁症最常见的症状,古代医家在对抑郁症认识尚不充分时,多将其归入失眠和健忘中进行辨证论治。另外,许多医家也发现,情志疾病常可导致失眠和健忘等症状,因此也对其病机进行了探讨和论述。所以对失眠和健忘的相关病机进行归纳论述,对认识抑郁症的病机还是很有价值的。

《黄帝内经》中以阴阳理论解释失眠,认为白昼阳行于外,而夜晚阳潜于内则入睡。如阳亢外越或阴虚不守,则阳气行于外而致失眠。如《灵枢·大惑论》云:"卫气不得入于阴,常留于阳。留于阳则阳气满,阳气满则阳跷盛;不得入于阴则阴气虚,故目不瞑矣。"汉代张仲景认为,失眠的病机为阴虚火旺,心肾不交。或是虚劳肝血不足,虚阳浮越。如《伤寒论·辨少阴病脉证并治第六》云:"少阴病,得之二三日以上,心中烦,不得卧,黄连阿胶汤主之。"《金匮要略·血痹虚劳病脉证并治第六》云:"虚劳虚烦不得眠,酸枣仁汤主之。"二方至今仍为临床所常用。《太平圣惠方》认为失眠多因"五脏虚邪之气,干淫于心。心有忧恚,伏气在胆……盖心气忧伤,肝胆虚冷,致不得睡也",指出失眠为脏腑本虚,又感外邪或情志不调,致使心胆气虚所致。《景岳全书》指出失眠以心脾两伤为主:"思虑太过者,必致血液耗亡……所以不眠。"盖心主血,脾统血,思虑太过,劳伤心脾;心血暗耗,不得奉养其体,心神不宁,故难入寐。《清代名医医案精华·不寐》曰:"忧思抑郁,最损心脾,心主藏神,脾司意志,二经俱病,五内俱违。心为君主之官,脾乃后天之本,精因神怯以内陷,神因精伤而无依,故神扰意乱,竟夕不寐。"说明忧思抑郁的情志改变可以损伤心脾的生理功能,从而气血不足,心神不宁,而导致失眠。李中梓在《医宗必读·不得卧》中将失眠分为气虚、阴血亏虚、痰滞、水停、胃不和五类进行辨治。另外,《医林改错》还提出了失眠的血瘀病机。这些都是现代辨证施治抑郁症中失眠症状的辨证纲要。

早在《神农本草经》及孙思邈《千金要方》《千金翼方》中即记载了许多

"益智慧""治多忘"的药物和方剂。但并未提出健忘病名,有方而无论。至陈无择《三因极一病证方论·健忘证治》提出心脾受损而健忘的病机:"脾主意与思,意者记所往事,思则兼心之所为也……今脾受病,则意舍不清,心神不宁,使人健忘,尽心力思量不来者是也。"《圣济总录》将"精神不足,健忘,懒语多惊"及"久怀忧戚,气滞血涩,失志健忘,饮食无味"等许多与抑郁症相关的症状归类于"健忘",并就病因病机进行了详尽而系统的论述。认为"健忘之病,本于心虚。血气衰少,精神昏愦,故志动乱而多忘也。盖心者,君主之官,神明出焉,苟为怵惕思虑所伤,或愁忧过损,惊惧失志,皆致是疾。故曰:愁忧思虑则伤心,心伤则喜忘"。《丹溪心法》也说:"健忘者,此证皆由忧思过度,损其心胞,以致神舍不清,遇事多忘。乃思虑过度,病在心脾。"明代龚廷贤《寿世保元》曰:"此由思虑过度,伤于心则血耗散,神不守舍,伤于脾则胃气衰惫而疾愈深,二者皆主人事,则卒然而忘也。"唐容川对健忘的认识有独具匠心之处。如《中西医汇通医经精义》云:"脾阳不足,则思虑短少,脾阴不足,则记忆多忘。"治疗时宜辨证论治,虚则养心安神,实则豁痰开窍、祛瘀宁神,成为后世治疗健忘的辨治大法。

综上所述,对于抑郁症的治疗,古人讲究辨证求因,审因论治,根据疾病的新久虚实辨证论治,而且用药不宜峻猛。在实证的治疗中,应注意理气而不耗气,活血而不破血,清热而不败胃,祛痰而不伤正;在虚证的治疗中,应注意补益心脾而不过燥,滋养肝肾而不过腻。而且尚需开导思想,移情易性,调摄情志,促进病情好转。

马欢认为,抑郁症之初以气机堵塞为主,继而引发气滞、血瘀、火郁、痰凝等,经久失治而不愈,病机由轻到重,病性由实转虚,因而对气血阴阳都有损伤,而形成心、脾、肝、肾亏虚的不同病变。[①] 杨林以肝脏为切入点,将抑郁症分为八个证型:肝郁痰凝型,治以顺气导滞汤加减;肝气郁滞型,治以柴胡疏肝散加减;肝郁化火型,治以丹栀逍遥散加减;肝郁血虚型,治以四逆散合归脾汤加减;肝郁脾虚型,治以逍遥散加减;肝郁肾亏型,治以一贯煎加减;肝郁血瘀型,治以血府逐瘀汤加减;肝郁气虚型,治以四逆散合四君子汤加减。[②] 张丽萍认为,中焦脾胃失和是抑郁症的一个重要原因,抑郁症病机

---

① 参见马欢:《抑郁症病因病机研究探析》,载《辽宁中医杂志》2005 年第 6 期。
② 参见杨林:《论肝郁与抑郁症》,载《陕西中医》2002 年第 6 期。

不离痰、热、瘀、风、虚等病理因素,而这些病理因素的产生与脾胃生理功能的降低有密切关联。[①] 李峰将抑郁症分为四个证型:肝气郁滞型,治以逍遥散加减;气血两虚型,治以归脾汤加减;肝郁食滞型,治以食郁汤加减;肝郁血瘀型,治以四物化郁汤加减。[②] 曹继刚等认为,老年抑郁症病机总不离"虚"与"瘀",多以虚实夹杂而常见。虚为在内之脏腑亏损,多以肾精亏空、髓海不足为主;实则多为肝郁气滞、气郁痰凝。[③] 牛国顺将抑郁症分为三个证型:气血两虚而致气郁痰凝,治以归脾汤和半夏厚朴汤加减;肝郁化火兼脾胃失调,治以丹栀逍遥散和香砂养胃丸加减;阴虚火旺而致血不循络,治以六味地黄丸,佐以活血之品治疗。[④] 蒋有倩将抑郁症分为四个证型:肝郁化热型治以解郁祛痰;肝郁气滞型治以丹栀逍遥散加减;气血两虚型治以归脾汤加减;水火不交型治以交泰丸合六味地黄丸加减。[⑤] 李峰等使用帕罗西汀配合疏肝解郁汤,治疗抑郁症 25 例,痊愈 17 例,治愈率达 96%。黄跃东等认为,抑郁症病机核心在于五官九窍郁闭不通、神机无主,重点指出了抑郁症是"脑神"为病。[⑥] 许红等运用毫针刺法以百会、神门、足三里为主穴治疗抑郁症,失眠易惊、心神不安、情志不稳加刺内关、三阴交、太溪;头晕目眩、心悸怔忡加刺太溪、三阴交、风池;心烦易怒、胸胁满闷加刺行间、太冲;胸胁苦闷、食欲缺乏加刺丰隆、足三里、内庭。[⑦]

疏肝理气法:魏平等认为,肝气郁结是抑郁症的基本病机,因此,治疗总以疏肝理气解郁为大法,随症加减。文献报道方剂有柴胡疏肝散、消郁神安汤、逍遥散、越鞠丸及某些自拟方等。用药多选柴胡、郁金、青皮、香附、白芍等行气疏肝之品。[⑧] 谢伟麟用柴胡疏肝散加减治疗肝郁气滞型抑郁症,疗效明显优于仅用丙咪嗪治疗的对照组。董俊峰等用消郁神安汤治疗抑郁症肝郁气滞患者 50 例,痊愈 39 例,好转 9 例,无效 2 例。张美

① 参见张丽萍:《抑郁症治疗中重视调理脾胃气机的作用探讨》,载《陕西中医》2005 年第 1 期。
② 参见李峰:《抑郁症的中医治疗》,载《福建中医药》2005 年第 4 期。
③ 参见曹继刚、胡永年、王平:《老年抑郁症基本病机探讨》,载《湖北中医杂志》2005 年第 4 期。
④ 参见牛国顺:《抑郁症治疗经验拾零》,载《河南中医》2001 年第 6 期。
⑤ 参见蒋有倩:《中西医结合辨证分型治疗抑郁症 30 例》,载《辽宁中医杂志》2001 年第 4 期。
⑥ 参见黄跃东、李珀:《试论七情发生和脑主神明与抑郁症病机证治的关系》,载《北京中医药大学学报》(中医临床版)2005 年第 3 期。
⑦ 参见许红、王翘楚:《针药结合治疗抑郁症临床研究》,载《上海针灸杂志》2003 年第 6 期。
⑧ 参见魏平:《逍遥散加味治疗抑郁症 30 例》,载《中医研究》1999 年第 5 期。

增等用逍遥散治疗抑郁性神经症 58 例,治愈 17 例,显效 24 例,有效 12 例,无效 5 例。

化痰开郁法:金航等认为,抑郁症的基本病机为肝气郁结,痰湿内阻。治疗选方有半夏厚朴汤、温胆汤、菖蒲郁金汤、平心忘忧汤等,药物常选半夏、厚朴、茯苓、生姜、菖蒲等。金航报道用半夏厚朴汤治疗抑郁症 20 例,显效 6 例,有效 9 例,无效 5 例,且对肝肾功能、心电图、血常规等无影响。[1]

补益心脾法:童建明认为,心脾两虚为抑郁症的主要证型。选方以归脾汤为代表,药物有当归、白芍、人参、白术、炙甘草、黄芪、龙眼肉、柏子仁等。童建明报道,加味归脾汤治疗抑郁症心脾两亏型患者,疗效为 60%。[2]

滋养肝肾法:用于肝肾不足型。报道方剂有补肾益神方、百合地黄汤、一贯煎等,药物选地黄、枸杞、杜仲、山萸肉等。李建生用补肾益神方治疗老年期抑郁症偏肝肾亏损型,治疗组 26 例,对照组(用药:阿米替林)24 例,治疗组有效率 90%,对照组有效率 75%。白国生用百合地黄汤加味治疗更年期抑郁症肝肾不足型 20 例,有效率 85%。

益肾补虚,调气安神法:在临床实践中,我们发现,虽然抑郁症患者中多见肝郁症状,但其肝郁为标,而脏腑功能失调,特别是肾精亏虚为本,肾精亏虚是抑郁症发生发展的重要因素。故临床上以益肾疏肝,调气安神为大法。唐启盛自拟颐脑解郁汤治疗抑郁症,经开放性研究,结果为:轻中度患者 6 周后 HAMD 减分率大于等于 50% 者占总百分比的 87.2%;起效时间在第 1~2 周者占 59.6%,第 2~4 周者占 32.1%,第 4~6 周者占 8.3%。

温补心胆,益肝涤痰法:郝万山认为,本病为心胆阳虚、肝虚气郁所致,故治疗予以温补心阳、振奋肝胆、疏达郁结、涤痰导浊之法。[3]

益气温阳,解郁安神法:吴鉴明认为,抑郁症由于悲忧过度,气机郁滞,久则导致气虚阳虚,心血失养,故应予以益气温阳、解郁安神之法。[4]

与抑郁症有关的文献论述有脏气五郁、病邪六郁和情志之郁,五脏之郁始于《黄帝内经》:"五郁者,金水木火土,泄折达发夺之义是也……以五郁言

---

[1] 参见金航:《半夏厚朴汤治疗抑郁症、抑郁状态的经验》,载《国外医学》(中医中药分册)1994 年第 6 期。

[2] 参见童建明:《抑郁症的中医病机再探讨》,载《泸州医学院学报》2006 年第 3 期。

[3] 参见郝万山:《治疗精神抑郁症的思路与经验》,载《光明中医》2001 年第 3 期。

[4] 参见吴鉴明:《加味甘麦大枣汤抗抑郁疗效的对照研究》,载《中国临床医生》2002 年第 5 期。

之……天地有五运之郁,人身有五脏之应。"强调五脏在抑郁症发病中的作用,但临床上不论是发病机理还是辨证治疗,诸多医者更注重强调肝、心、脾的作用,而忽视了肾在抑郁症发病中的重要作用。

我们在临床实践中注意到,抑郁症患者,多以心境低落,兴趣和愉快感丧失,劳累感增加和活动减少为主要症状。较常见的症状中还有稍作事情即觉明显的倦怠。因此我们认为抑郁症,尤其缠绵难愈者,中医辨证应以虚证为纲,绝大部分以心、脾、肾三脏亏虚为主,兼有肝郁症状,其中又以肾虚最为常见。例如:兴趣丧失、无愉快感(心神失养);精力减退或疲乏感(脾虚或肾虚);精神运动性迟滞或激越(肾虚或肝郁);联想困难或自觉思考能力下降(肾虚);睡眠障碍,如失眠、早醒,或睡眠过多(心肾亏虚、心肾不交或肝郁);食欲降低或体重明显减轻(脾虚);性欲减退(肾虚)。盖因心藏神、脾藏意、肾藏志、肝藏魂之故。心、肝、脾的相关症状在"忧郁""百合病"中即有描述,但是目前临床广泛存在的肾虚症状在古代文献中没有具体记载。我们经临床实践总结,认为抑郁症肾精亏虚证为临床常见证型,其病因病机为素体肾精不足者,长期紧张担忧,忧虑不解,或经历惊吓恐惧,而致使肾精受损;或抑郁症日久,气滞、血瘀、痰湿等实邪迁延难祛,久病及肾,从而因实致虚,导致肾精亏虚。肾主骨生髓,上充于脑,而脑髓为脑神存在的物质基础,故肾精亏虚,脑神失养,出现情绪低落,悲观失望,兴趣索然,疏懒退缩,意志减退等脑神机能低下之症状。而肝肾同源,肾精亏虚,则水不涵木,肝失疏泄,气机不畅,从而因虚致实,而形成肝气郁结。最终形成虚实夹杂之肾虚肝郁证候,多以情绪低落、悲观失望与烦躁易怒并见为主要表现,属本虚标实证,肾精亏虚为本,气机壅滞为标。以此病因病机为依据,从肾论治,以益肾补虚、调气安神为大法进行治疗,临床上取得了较好的疗效。

第三章 郁证的病因病机及证治探讨

第一节 郁证的病因及病机

　　自明代以来,医家多以情志内伤作为郁证的病因,以气机郁滞作为基本病机。费伯雄在《医方论》中指出:"凡郁病必先气病,气得流通,郁于何有。"肝为风木之脏,主升,主动,主疏泄,能够疏通、畅达全身气机,进而促进精血津液的运行输布、脾胃之气的升降以及情志的舒畅。肝的生理特点及主疏泄的生理功能对各脏腑经络之气升降出入运动的协调平衡起着重要的调节作用,也是维持全身脏腑、经络、形体、官窍等机能活动有序进行的一个重要条件。周学海《读医随笔》指出:"凡脏腑十二经之气化,皆必借肝胆之气化以鼓舞之,始能调畅而不病。"肝为刚脏,体阴而用阳,性喜条达而恶抑郁。若肝气疏泄功能失常,一方面可引起情志活动的异常;另一方面,超过自体承受能力的持久的情志刺激亦可影响肝气的疏泄,导致肝气郁结,出现心情抑郁不乐,悲伤善虑等,这是郁证的重要病机。肝在五行中属木,木曰曲直,具有向上、向外、生长、伸展的特性。肝者,将军之官,谋虑出焉。肝主疏泄,性喜条达,内寄相火,主升主动,肝为刚脏,体阴而用阳,气有余则化火,肝火既是肝气之余。肝气郁结而化火,导致肝失疏泄。肝火郁结者表现为情绪低落或者脾气暴躁,其肝经血脉被肝火煎灼,津亏液少,血运不畅,大便干燥,舌苔厚重,情绪急躁。肝脏也是贮存血液的重要场所,人静则血归于肝,人动则血归于心,掌受血而能握,目受血而能视。气为血之帅,血为气之母,血液的畅通运行有赖于肝气的通畅无阻。所以,气血失调之时,肝失疏泄,就会影响到情志而抑郁。例如女性月经来潮前,通常会出现烦躁不安、失眠多梦、乳房胀痛等情志不安的症状,即气血不和的原因,故而中医治疗抑郁症应当从疏肝解郁入手。

李冠仙《知医必辨》言："他脏有病不过自病……惟肝一病即延及他脏……肝气一动,即乘脾土,作痛作胀,甚则作泻。又或上犯胃土,气逆作呕,两胁痛胀。"肝气疏泄,调畅气机,有助于脾胃之气的升降,促进脾胃的运化机能。另一方面,脾升胃降,中轴运转,全身气机的升降出入正常也有利于肝气条达。肝脾生理上相互联系,病理上相互影响。若肝气的疏泄功能失常,表现为肝气郁结者常影响脾升胃降的正常生理机能,导致脾胃的运化功能失常,即"木不疏土",出现肝脾不调、肝胃不和之证。肝气乘脾则脾失健运,食谷不化,出现胸胁胀满,腹痛腹泻;脾不升清则肠鸣腹泻。肝气犯胃则胃失受纳和降,出现胸胁脘腹胀痛,纳呆;胃不降浊则嗳气、泛酸、恶心、呕吐。林佩琴《类证治裁·郁证》有云："七情内起之郁,始而伤气,继必及血,终乃成劳。"叶天士《临证指南医案·郁》中亦云："郁则气滞,气滞久则必化热,热郁则津液耗而不流,升降之机失度,初伤气分,久延血分,延及郁劳沉疴。"气为血之帅,气行则血行,气滞则血瘀,气郁日久,影响及血,使血液运行不畅则可形成血郁;气郁日久化火,出现肝火上炎的表现,则可形成火郁;肝气郁结,横逆侮脾,脾失健运,不能消磨水谷,则可形成食郁;脾不运水,水湿内停,则可形成湿郁;津液运行不畅,停聚于脏腑、经络,凝聚成痰,则可形成痰郁。气郁可致火热、瘀血、食积、痰湿等病理产物的形成,反过来这些病理产物又会阻碍气机的运行,加重郁证的程度。气、血、火、食、湿、痰六者相因为病,在郁证的发展中互为因果,相互影响。依据彭子益圆运动的"轴轮"学说,中焦脾胃斡旋于中为轴,其他四脏分布于四维而为轮,轴运而轮行,中焦之轴运转正常,四轮才能正常运行,可见中焦脾胃在该学说中的重要性。脾失健运是中医对抑郁症发病的一个重要认识。脾主升清,胃主降浊,脾失健运导致湿邪中阻,清气不升,脾脏不能灌溉四旁,五谷精微无法上乘下达,心神失养,从而可以影响到精神状态。脾胃为人体气机升降之枢纽,再者土虚而不能治湿,湿气横行,气机阻塞,人体之气机无法正常舒展,阳气郁结,故表现为头昏脑涨、神疲乏力、少气懒言、疲惫不堪、精神倦怠,严重者惴惴不安,惶惶不可终日,最终导致抑郁症。当人处于情绪低落、郁郁寡欢的状态时,脾气为之而不畅,脾失健运使食物难消化,郁结心中,营养缺乏,从而影响食欲。反之,脾失健运,脾脏之气不顺畅则又会影响到情志不宣。总而言之,脾失健运、脾气不畅与情绪郁结之间互相作用,相互影响。因此,中医治疗抑郁症必须从调理心脾方面出发。

《素问·阴阳应象大论》曰:"人有五脏化五气,以生喜怒悲忧恐。"一方面,正常情志活动的产生有赖于五脏精气充盛及气血运行的畅达,尤其肝主疏泄,调畅气机,促进气血的运行,因而在调节情志活动中发挥着重要作用。另一方面,外界过于强烈而持久的情志刺激又可反过来影响脏腑精气阴阳的功能,使人体气机紊乱,气血运行失调。《灵枢·寿夭刚柔》篇曰:"忧恐忿怒伤气。气伤脏,乃病脏。"在郁证的发病过程中,情志刺激常可直接损伤内脏。《临证指南医案·郁》指出:"悒郁动肝致病,久则延及脾胃。"郁证初病多在肝,以气滞为主,常兼夹血瘀、化火、食滞、痰积,多属实证,病久则由实转虚,随其影响的脏腑及气血阴阳耗损的不同程度,而形成心、肝、脾、肾亏虚的不同病变。明代张景岳将情志郁细分为"怒郁""思郁""忧郁"三种,并详细解释了不同情况下损伤的脏腑及虚实不同。如《景岳全书》云:"怒郁者,方其大怒气逆之时,则实邪在肝,多见气满腹胀……及其怒后而逆气已去,惟中气受伤矣,既无胀满疼痛等证,而或为倦怠,或为少食,此以木邪克土,损在脾矣……思郁者,则唯旷女嫠妇,及灯窗困厄,积疑任怨者皆有之。思则气结,结于心而伤于脾也。及其既甚,则上连肺胃而为咳喘,为失血,为膈噎,为呕吐;下连肝肾则为带浊,为崩淋,为不月,为劳损……若忧郁病者,则全属大虚,本无邪实。此多以衣食之累,利害之牵,及悲忧惊恐而致郁者,总皆受郁之类。盖悲则气消,忧则气沉,必伤脾肺;惊则气乱,恐则气下,必伤肝肾。此其戚戚悠悠,精气但有消索,神志不振,心脾日以耗伤。"

另外,除传统认识中"肝气郁结"的病机,近年丁元庆教授认为单纯以"肝气郁结"作为病机已无法适应当前抑郁症复杂的临床病症,进而提出"阳郁神颓"应为抑郁症基本病机。丁教授认为,人以阳气为本,生命活动的正常进行有赖于阳气的鼓舞、激发、兴奋、推动,形与神之间的协调也离不开阳气。人身阳气的消长决定人体的活动状态,阳气旺盛,营卫循行正常才能保证表现于外的"神"的机能旺盛。阳气郁滞,不能布达全身,则可致心神失养,神机不振,表现为神疲乏力、反应迟钝、性格改变、悲忧、多思多虑等一系列心神郁结的症状。阳郁日久,郁而化热,热郁胸中,气机不畅,则胸闷心烦;日久由气及血,影响脏腑气化,可导致痰浊、瘀血内结。气、瘀、痰诸邪交结,更易化火化热,诸病丛生。[①]《素问·生气通天论》曰:"阳气者,若天与日,失其所则折寿而不彰,故天运当以日光明,是故阳因而上,卫外者也。"说明阳气在机体中极其重要,阳气对于人体的重要性就好比太阳之于天空,月亮对于黑夜,有阳则生,无阳则死。因此,固护一身之阳气,就是保护生命之源泉。阳气者,精则养神,柔则养筋。阳气为身体的原动力,阳气不足则动力不足,就会精神萎靡。阳主升主动。因此,人阳气不足,则易精神不振,嗜睡喜静,反映在情志上则表现为情绪低落,悲观厌世。神机之发,功在阳气,神以明为佳,阳气充沛调达,神为之明,机为之发;反之,阳气不足,不能振奋畅达,神失其明,机失其发,表现为情志萎靡、情绪低落、兴趣降低、没有爱好、失眠多梦、精力衰弱、反应迟钝、自我评价能力降低,甚则神志错乱、体力不及、哭笑无常,另外抑郁症患者也时常出现抑郁、狂躁交替发生的状况,这也与阳气的不足密切相关。

根据现代文献研究、现代基础研究和临床研究,发现不仅抑郁症的临床表现有多样化,而且其病因病机更是相当复杂,并非单纯以虚证或实证就可以概括。临床往往以虚实并见为多,或实多虚少,或虚多实少,或虚实并重,最终导致神明受扰或神明失养。现详述如下。

一、病因

抑郁症的发生是由于情志所伤,五脏气血阴阳不和,脑神不利所致。即体质素虚或肝气易结者,遇有情绪刺激变化,如忧思恼怒,或悲哀忧愁,或所欲不遂,导致脏腑气血阴阳失调,脑神失养,神机不利,而致使抑郁症诸症状外现。因此,情志因素是抑郁症的致病原因。但情志因素是否造成抑郁症,不仅与精神刺激的强度以及持续时间的长短有关,也与机体本身的状况有密切关系,也就是说,机体的"脏气弱"是抑郁症发病的重要内在因素。另外,季节的变化也是抑郁症发病的一个重要因素。

(一)季节变换

《黄帝内经》中即指出,人体五脏与季节相应,即在四时分别由五脏主持人体的生命活动。如《素问·脏气法时论》云:"肝主春……心主夏……脾主长夏……肺主秋……肾主冬。"由于五脏各有不同的阴阳属性和功能特点,

---

① 参见丁元庆:《"阳郁神颓"是抑郁症的重要病机》,载 2006 年 7 月 13 日《中国中医药报》。

使人体不仅在生理上随季节变化表现出阴阳消长及生、妊、化、收、藏,也使抑郁症的发生发展表现出相应的季节特征。按照阴阳消长理论,春夏阳长阴消,秋冬阴长阳消,使万物呈现春生、夏长、秋收、冬藏的生理规律。人体的脏腑气机也在春夏升发、旺盛,功能活跃,生机盎然,精神情志也趋于兴奋,思维敏捷,精神活跃,情绪舒畅,此时人体机能及情绪饱满,对情志刺激的耐受较高。而至秋冬季节,人体脏腑气机逐渐收敛、闭藏,脏腑功能渐趋低下,生机内藏,精神情志趋于抑制,思维迟缓,情绪低落,活动减少,此时机体对于情志刺激不易耐受,若七情过极则较易损伤脏腑机能,导致气血阴阳不和,脑神失养,神机不利而发生抑郁症。另外,根据《黄帝内经》五脏与季节相应的理论,肾主冬,肾精不足等肾系疾病应以冬季多发。而抑郁症患者情绪低落、思维迟缓、活动减少等主要症状,以中医辨证应归为肾精不足证。因此,就中医理论来说,抑郁症的发生应以秋季以后逐渐增多,至冬季为发病高峰。国内外众多学者的临床调查研究也证实了这一点。因此,在抑郁症发病的季节因素方面,中医理论与西医学研究结果是基本符合的。

(二)七情过极

1. 忧愁思虑,脾失健运

由于忧愁思虑,精神紧张,或长期伏案思虑,脾气受损,或者情志不调,肝气郁结,横逆犯脾,均可导致脾失健运。脾不消化水谷,食积不消,则形成食郁。脾虚不能运化水湿,水湿内停,则形成湿郁。水湿内聚,凝结为痰,形成痰郁。痰、湿、食瘀滞日久,均可化火,形成火郁,灼伤脾阴,致使脾脏亏虚进一步加重。以上种种实邪,皆可上扰脑神,产生或抑郁愤懑,或烦躁易怒等情志症状。脾虚日久,饮食减少,气血生化乏源,心脾两虚,脑神失养,则出现情绪低落、精力减退等症状。

2. 情志过极,心失所养

所欲不遂,精神紧张,家庭不睦,遭遇不幸,忧愁悲哀等精神因素,损伤心气、心阴、心血,使心失所养而发生一系列病变。若损伤心气,则心气不足,表现为心悸胆怯,气短,自汗;耗伤心阴以致心阴亏虚,心火亢盛,则心烦,低热,面色潮红,脉细数;心血不足则心神不宁,多思善虑,头晕神疲,倦怠易惊;心失所养,心神失守,可扰及脑神,以致精神惑乱,则见悲伤哭泣,哭笑无常。心失所养的病变进一步加重,还可影响到其他的脏腑。

3. 忧思郁怒，肝气郁结

抑郁症的患者本身多思善虑，肝脏本弱，肝主疏泄功能不强，其肝气郁结证为肝疏泄不及所致，而非肝疏泄太过。故忧思郁怒，愤懑恼怒等精神因素，均可以使肝脏疏泄不及，肝失条达，气机不畅，致肝气郁结，而成气郁。因气为血帅，气行则血行，气滞则血瘀，气郁日久，影响及血分，使血液运行不畅而形成血瘀。若素体阳盛，嗜烟酒及辛辣食物，或误诊误治，过用热药，形成肝经郁热，或因气郁日久化火，皆可形成火郁。郁火耗伤阴血，则可导致肝阴不足，肝阳上亢，脉络失养。津随气行，气机不畅，失于疏泄，津液运行不畅，停聚于脏腑、经络，化为水湿，或肝郁犯脾，脾失健运，不能运化水湿，亦可导致水湿内停，形成湿郁。水湿凝聚成痰，则形成痰郁。如肝火与水湿搏结，化为湿热，蕴结肝胆，则形成肝胆湿热之证。气、血、痰、湿、火皆可上扰脑神，而生诸多情志症状。

4. 忧虑恐惧，肾精亏虚

肾在志为恐，惊则气乱，恐则气下。素体肾精不足者，长期紧张担忧，忧虑不解，或经历惊吓恐惧，致使肾精受损；或它脏宿变日久，久病及肾，亦可导致肾精亏虚。肾主骨生髓，上充于脑，而脑髓为脑神存在的物质基础，故肾精亏虚则脑神失养，出现情绪低落，悲观失望，兴趣索然，疏懒退缩，意志减退等脑神机能低下之症状。而肝肾同源，肾精亏虚，则水不涵木，肝失所养，疏泄机能低下，气机不畅，而致肝气郁结。从而形成因虚而致实之肾虚肝郁证候，多以情绪低落、悲观失望与烦躁易怒并见为主要表现，在临床亦不少见。

二、病机

(一)发病

抑郁症发病可急可缓。如因情志过极而致气结，则起病较急；若为忧愁思虑，担忧恐惧，日久伤及脏腑，则缓慢起病。

(二)病位

病位在脑，涉及五脏，而以心、肝、脾、肾为主。

(三)病性

初起时以实证或虚证多见，发病日久则多虚实夹杂之证。以实证起病者，本身有"脏气弱"为基本病因，虽临床表现以实证为主，但实含脏器功能低下的隐患,随病情发展而虚证日现,又或实邪本身也可进一步损伤脏腑,故日久可发展为虚实夹杂之证。而以虚证起病者,也可因虚致实,因脏腑功能不足,气血津液运化失常,瘀滞于体内而形成实邪,故最终亦见虚实夹杂之证。

(四)病势

以实证为主起病者,初起多为气滞,久则兼见血瘀、化火、痰结、食滞等,最终脏腑气血亏虚之证渐显,形成虚实夹杂;以虚证为主起病者,初起多以脾气亏虚,心气、心血不足,肾精亏虚为主,久则因虚致实,兼见水湿、痰结、食积、气滞等证。而本病一旦形成虚实夹杂之证,则变证丛生,病程迁延,绝非调一方治一脏所能治愈。

三、病机转化

(一)六郁互因

七情所伤,肝失条达,气失疏泄而为气郁。气郁日久,血液运行不畅则形成血郁。若素体阳盛,或过用热药,形成肝经郁热,或气郁日久化火,则形成火郁。气机不畅,失于疏泄,津液停聚体内,化为水湿,或肝郁犯脾,脾失健运,水湿内停,则形成湿郁。水湿凝聚成痰,则形成痰郁。脾失健运,食积不化则成食郁。总之,气郁、血郁、湿郁、痰郁、火郁、食郁六郁在抑郁症的发生发展过程中常相互影响,互为因果,并常见两证,甚至多证并现的现象。

(二)虚实转化

本病分以实证起病和虚证起病者。以实证起病者,多为气滞、血瘀、湿停、痰滞、食积。初起多为肝失条达,如久病不愈,或失治误治,迁延难愈,肝病及脾,或肝火灼伤心气、心阴、心血,耗损肾阴、肾精,伤及心、脾、肾而由实转虚。而以虚证起病者,初起以脾气亏虚,心气、心血不足,肾精亏虚为主,继则因脾失健运,水湿停留而成痰湿;脾虚失运,食积难消则成食积;而心气不足,血行无力,则生瘀血;肾精亏虚,水不涵木,导致肝失所养,疏泄机能低下,气机不畅,则致肝气郁结。因此,抑郁症的病机转化可因实致虚,也可因虚致实,最终形成虚实夹杂,迁延难愈之重证。

四、转归与预后

抑郁症初起,且平素性格外向、脏气较充足者,可只出现较轻的症状,如偶有情绪低落、纳呆、失眠、头痛等症,但往往有波动性,症状并不固定,若情志致病的原因能及时缓解,症状常可随病因的去除而自行减轻、消失。若情志因素不除,患者经常受到精神刺激而病情反复和波动;或患者本身性格内向,脏气不充,疾病迁延,一时难愈,则症状往往会逐渐增多、加重。此时病人常会产生悲哀、焦虑、自卑、自责等情绪,对治疗丧失信心,对未来绝望,甚至有轻生的念头或行动。至此脏腑功能已严重受损,出现神疲乏力、腰膝酸软、神思不聚、健忘等脏腑虚损的症状,此时病情严重复杂,迁延难愈,患者逐渐丧失社会功能,预后较差。

五、证候分型

分而言之,郁证病因病机可概括为四点:

(一)肝气所伤,气分郁结

情志怫郁,肝气不舒,损伤心神,气失疏泄,损逆上犯脑神,或克制脾胃,或反侮肺金,或横窜经络,或下走肠间,引起多方面病变。如清代李用粹《证治汇补》云:"郁乃滞而不通之义,或七情之抑遏……而为九气怫郁之候。"

(二)思虑劳倦,损伤神明

忧愁思虑,气结于胸中不散,而致心气郁结,损伤脑神,亦可发为郁。叶天士《临证指南医案·郁》曰:"有本气自郁而生病者,心郁昏昧健忘。"

(三)气血不调,气滞血瘀

气为血帅,气行血行。气血冲和,身体健壮。气血逆乱,气滞则血瘀,血瘀则脉络不通,脑失所养,亦能发为郁证。如成无己《伤寒明理论》曰:"气血恬和,百病不生,一有怫郁,诸疾生焉。郁者,郁结不散也。"更有气滞痰结,壅塞经络,也可引起郁证。如叶天士《临证指南医案·郁》曰:"情怀悒郁,五志热蒸,痰聚阻气,脘中窄隘不舒。胀及背部,上焦清阳欲结。"

(四)五脏功能失和,气机不利

肝气郁结及脾损肺,致使气滞,脾运不健,肺失治节之权,水聚为痰,痰浊不化,全身气机滞而不得发越,当升不升,当降不降,当通不通。正如吴谦《医宗金鉴》曰:"郁者,结聚而不得发越也。当升不升,当降不降,当变化不得变化。"即说明五脏功能失和、气机不利,是引起郁证的病机之一。

以情志因素造成的郁证,不管其病机是肝气郁结还是阳郁神颓,均需考虑体质在其发病过程中的影响。正如沈金鳌《杂病源流犀烛·诸郁源流》所说："诸郁,脏气病也,其原本于思虑过深,更兼脏气弱,故六郁之病生焉。"个体本身阴阳消长不平衡,存在潜在的发病倾向,是诱发郁证的基础。不同体质对情志刺激的反应不同,"勇者气行则已,怯者则著而为病"。冯文林的调查结果显示,气虚质在抑郁症的发病中占有较重比例,此外瘀血质和阴虚质的比例也较高。[①] 而张丽萍等人的调查则发现,不同年龄段情志病证患者的体质类型不同。青年段以气郁质为主,老年段以阳虚质为主。总之以脏腑精气为主的体质强弱是情志能否致病的生理前提。[②] 综上,郁证的形成中情志刺激作为直接的致病因素,脏气素弱为发病基础,导致肝气郁结或者阳气郁闭,郁久化火,炼津成痰,气滞渐及血瘀,痰瘀互结,损伤脏腑,由实转虚,病涉肝、心、脾、肾。郁证的成因,多为七情所伤,渐至引起五脏功能失调。

第二节　郁证的经方病机分类总结

《伤寒杂病论》中30余种解郁经方按照其所主郁证类型和解郁的机理可以分为8种不同的类型,分别是郁闭型、气逆型、血热互结型、枢机不利型、营卫不调型、阳虚型、阴虚型和寒热错杂型。

一、郁闭型

治疗郁闭型郁证的经方有7首,分别是麻黄汤、大青龙汤、栀子豉汤、栀子厚朴汤、大黄黄连泻心汤、大承气汤和半夏厚朴汤。这7首经方所治疗的郁证病机相对较直接,那就是局部郁滞。或为气血郁滞,或为寒热集结,亦或是虚邪结聚、实邪阻塞,进而由局部到整体,影响全身的气机布散。对待此类郁证,应谨细辨证,抓住其症结所在,消局部而解全身。若是肺气郁闭为因,则以麻黄汤开之;郁闭重者可用大青龙汤;若气郁痰凝,阻滞胸咽,则以半夏厚朴汤散之;若是上焦郁热所致者应方以栀子豉汤;波及中焦者以栀子厚朴汤与之;若是无形热邪聚于心下则以大黄黄连泻心汤解之;中焦热结实满则以大承气汤下之。

---

① 参见冯文林:《抑郁症发病与体质关系的调查》,载《青岛大学医学院学报》2008年第3期。

② 参见张丽萍、武丽、张曼:《不同年龄段情志病证患者体质类型分布规律分析》,载《天津中医药》2011年第2期。

二、气逆型

治疗气逆型郁证的经方有 2 首,分别为旋覆代赭汤和奔豚汤。这 2 首经方所解郁证的共同点为气机不畅,向上冲逆。人体之气的运行,出入相宜,升降相因。而郁证患者的气机必然紊乱不调,若胃气虚弱,肃降不及而导致的气逆则应以旋复代赭汤补虚以降逆;若肝热扰动冲脉,携冲气而上冲心胸,则应以奔豚汤降泄之。

三、血热互结型

治疗血热互结型郁证的经方有 2 首,分别为桃核承气汤和抵当汤。这 2 首经方所解的郁证均以热邪与瘀滞相搏为主要病机特点,以狂乱烦躁,多动少眠为常见临床表现。瘀血既可直接影响神识清明,又可阻碍气机而间接成郁。若血热搏结正盛,则选用桃核承气汤;若血瘀深重而热象不明显,则选用抵当汤。

四、枢机不利型

治疗枢机不利型郁证的经方有 5 首,分别是小柴胡汤、大柴胡汤、柴胡加龙骨牡蛎汤、柴胡桂枝汤和四逆散。这 5 首经方所解郁证的共同病机为少阳枢机功能障碍。少阳是沟通上下升降,内外出入的枢纽,枢转功能障碍则全身气血阴阳的运行、布散都会受到影响。对待此类郁证,应紧紧扣住枢机这一关键点,以调整枢机功能恢复正常为要义。小柴胡汤为和解少阳,通转枢机的第一方;若郁滞稍重,偏结于里,则可选用大柴胡汤;若心神受扰,肝魂不宁者则可选用柴胡加龙骨牡蛎汤;若兼营卫不和者可选柴胡桂枝汤;若以气机枢转不利,肝气郁滞为主者则选用四逆散。

五、营卫不调型

治疗营卫不调型郁证的经方有 5 首,分别是桂枝汤、桂枝加附子汤、小建中汤、当归四逆汤和甘麦大枣汤。这 5 首经方所治疗的郁证有一个共同的病机,那就是营虚卫不谐。营血不足容易导致心神失养而神颓志郁,营卫失和更易造成气血运行紊乱,阴阳协调障碍而七情难调。治疗此类郁证,不能单纯的疏肝行气,要针对其病机,和其营卫,以营卫同调的桂枝汤为其基础方;若患者阳虚显著则选用桂枝加附子汤;营虚较甚者则选用小建中汤;心神失养以甘麦大枣汤最佳;血虚兼内寒者则以当归四逆汤为宜。

六、阳虚型

治疗阳虚型郁证的经方有5首,分别为干姜附子汤、茯苓桂枝白术甘草汤、桂枝甘草龙骨牡蛎汤、吴茱萸汤和四逆汤。这5首经方所治疗的郁证均有阳气虚衰的病机特点,阳气者,精则养神,阳气充足则人体精力充沛,精神焕发。此外,人体的阳气有推动、布散的作用,阳气正常则周身气血津液流通正常,郁邪难成。对于这一类的郁证,应以培补阳气和温通气机为治疗之法。若是肾阳虚衰的患者则根据病情的轻重缓急选用干姜附子汤或四逆汤;若是脾阳虚则选用温脾助运的茯苓桂枝白术甘草汤;若是心阳虚则选用桂枝甘草龙骨牡蛎汤;若是肝胃阳虚则选用吴茱萸汤。

七、阴虚型

治疗阴虚型郁证的经方有2首,分别为黄连阿胶汤和百合地黄汤。阴虚型郁证一则会阴亏致使心神失于濡养,再则虚热会扰乱心神,导致心肾不交的情况出现。针对此类郁证,黄连阿胶汤可清上滋下,交通心肾而解郁;若患者心肾阴虚兼瘀血为患,则应选用百合地黄汤。

八、寒热错杂型

治疗寒热错杂型郁证的经方有2首,分别为半夏泻心汤和乌梅丸。这2首经方所治疗的郁证以病机寒热错杂、虚实夹杂为主要特点。此类郁证病情迁延时间较长,病机复杂,易生它变。针对此类型的郁证,若病在气分,气机升降失常则选用半夏泻心汤;若病及血分则选用乌梅丸。

第三节　郁证的治则治法

抑郁症为本虚标实之证,病程较长,用药不易峻猛,以防伤正。以实证为主的治疗过程中,应该注意理气而不要耗气,活血不能伤血,清热而不伤脾胃,祛痰而不伤正。并根据病情适当予以益气滋阴养血之品;以虚证为主的治疗时,应注意补益心脾而不过于燥烈,滋养肝肾而不过于滋腻,并略加行气活血之品,以防阻碍脏气,内生实邪。对于虚实夹杂者,应依据病情,调整攻补的比例,做到攻补兼施,补而不滞,攻而不过。对于实证初起,实邪扰动脑神、心神者,当调理脏腑机能,祛除实邪,颐脑解郁,宁心安神。而对于出现脑神失养,脑神机能低下者,则必须注重补气养血,益精填髓,方能使脑神得养,神机得运,而诸症自消。

此外,除了要辨证进行药物治疗,精神治疗对抑郁症也十分重要。如《临证指南医案》所言:"郁证全在病者能移情易性。"因此,心理疏导亦很重要。辨治要点如下。

一、辨脑神、心神与五脏神

心与脑皆主神明,脑神、心神与五脏神共同形成人体的情志系统。人有五脏化五气,以生喜怒悲忧恐,五脏神是情志活动的最基本单位。心为五脏六腑之大主,神明出焉,故心神统帅五脏神,从而调控人体的情绪反应。而脑为精明之府,神机之地,脑是主人的气质、性格和情感反应,是人体情志活动的基础和高级中枢,脑神为神明之体,心神为神明之用,故脑神又统帅心神,从而脑神、心神、五脏神,形成人体的三级情志系统。如五脏功能正常,化生五气充足,则心神得养,脑神得充,气血阴阳调和,自然情志调达。而抑郁症以实证起病者,因七情不调,饮食劳倦等,导致脏腑功能失调,产生气滞、痰湿、血瘀等实邪,实邪可扰动心神,如心神充养,中守得力,或心神虽然被扰,动悸不宁,但脑神机能如常,可调控制转心神,则可无情志病证出现。但如实邪同时扰动脑神、心神,一则脑神受扰,对心神调控制转不利,二则实邪扰动心神,致使心神不宁,而又无脑神之统帅调制,从而心神调控五脏神、主情绪反应功能失常,则表现出情绪不稳,烦躁易怒或易激惹等情志症状。而抑郁症日久,脏腑虚损,或以虚证起病者,多表现情绪低落、悲观失望、兴趣索然、疏懒退缩、意志减退、情感淡漠等症状,此时病变主要在脑神,为脏腑虚损,脑神失养,机能低下所致。除脑神不利可以影响心神外,若心神被扰过重,或心失所养,心神失守,亦可上扰脑神,产生精神惑乱,则见悲伤哭泣、哭笑无常等症状。因此,在治疗时,对于实邪扰动脑神、心神者,当调理脏腑机能,祛邪安神。而对于出现脑神失养者,则必须补气养血,益精填髓,从而使脑神得养,神机得运,达到颐脑益精,安神解郁的效果。

二、辨脏腑病位

抑郁症病位主要在脑,涉及肝、肾、心、脾诸脏,不同证型各有侧重。治疗时应辨明脏腑,调理脏腑阴阳气血以安神、养神,方收全效。如见情绪不稳,遇事闷闷不乐,默默不语,或烦躁易怒,易激惹或常喜叹息,或常喜欠伸,则主要涉及肝;多思善虑,常愁眉苦脸,郁郁不乐,甚至不思饮食,神疲乏力,则主要涉及脾;心悸胆怯,惶惶不可终日,或者心中烦乱,坐卧不宁,夜不成寐,食不甘味,稍有紧张,则坐立不安,就主要涉及心;抑郁症日久,久病及肾,或素体肾精不足,产生肾精亏虚证候者,出现情绪低落,悲观失望,兴趣索然,疏懒退缩,意志减退,神思恍惚,反应迟钝,行为迟滞等脑神机能低下之症状,则主要涉及肾。抑郁症发生主要与肝失疏泄,脾失健运,心失所养有关,故临床应依据症状,辨明其受病脏腑侧重之差异。一般来说,气郁、血郁、火郁主要关系于肝;食郁、湿郁、痰郁主要关系于脾;而虚证证型则与心的关系最为密切。

三、辨虚实

六郁病变,即气郁、血瘀、化火、食积、湿滞、痰结均属实,而心、脾、肝的气血或阴精亏虚所导致的证候则属虚。

抑郁症初起实证和虚证皆可见,但即使实证起病者,亦有"脏气弱"为基本病因,虽临床表现以实证为主,但实含脏器功能低下的隐患,随病情发展而虚证日现。又或实邪本身进一步损伤脏腑,故日久可发展为虚实夹杂之证。而以虚证起病者,可因虚致实,因脏腑功能不足,气血津液运化失常,瘀滞于体内而形成实邪,故最终亦见虚实夹杂之证。一般所见,以实证为主起病者,初多为气滞,为体质素虚或肝脏疏泄功能低下,疏泄不及,肝失条达所致。久则兼见血瘀、化火、痰结、食滞等,最终脏腑气血失调之证渐显,或肝病及脾,或肝火灼伤心气、心阴、心血,耗损肾阴、肾精,可损伤心、脾、肾而由实转虚,形成虚实夹杂。而以虚证为主起病者,初多以脾气亏虚,心气、心血不足,肾精亏虚为主,久则因虚致实,兼见水湿、痰结、食积、气滞等证。综观抑郁症的虚实病机,本病属于本虚标实,虚实夹杂之证,故临床辨证论治时应考虑患者脏气弱的体质,明辨虚实,虽急则治其标,开郁祛实之时,亦适当予以益气滋阴养血之品,以防更伤正气;虽缓则治其本,滋补脏腑气血之时,亦应略加行气活血之品,以防阻碍脏气,而内生实邪。而对于虚实夹杂,虚实皆重者,应依据病情,调整攻补的比例,一般患者初发抑郁症,正气尚旺,或实证表现重于虚证时,以理气、活血、降火、化痰、祛湿、消食为主,而以养心安神、补肾益脑、调理脾胃、滋养肝肾为辅。当郁结证候缓解,或抑郁症日久虚证渐现时,就应逐渐加大滋补之力,而不可专事攻伐。从而做到攻补兼施,补而不滞,攻而不过,最终达到治愈抑郁症的目的。

四、辨六郁

抑郁症实证的病机有气郁、血郁、湿郁、痰郁、食郁、火郁之分,所以须分辨六郁之不同,分而治之。气郁者忧郁愤懑,情绪不宁,喜太息,胸胁胀满疼痛,痛处不定,或者女子月事不调。火郁者,性情急躁易怒,胸胁胀满,口苦而干,或目赤耳鸣,或嘈杂吞酸,大便秘结,失眠多梦。血郁者,则见情志抑郁,性情急躁,头痛或胸胁疼痛,疼痛固定不移,或身体某部位有发冷或热感。湿郁者,症见情绪郁闷,胸中满闷而胃纳不佳,脘腹胀满,腰背酸楚,四肢乏力。痰郁者,则见精神抑郁,胸部闷塞,食欲下降,脘痞嗳气,或有咽中不适如有异物梗阻,吞之不下,吐之不出。食郁者见情志抑郁,不思饮食,脘腹胀满,嗳腐吞酸,肠鸣矢气,食谷不化,大便臭秽。以上种种,常兼夹而现,致使症状纷纭,错综复杂。故需把握主症,辨证准当,方能用药精当,获桴鼓之效。

1. 治病求本,调气为先

郁证的治疗总以理气开郁,调畅气机,怡情易性为基本原则。《证治汇补·郁证》中说:"郁病虽多,皆因气不周流,法当顺气为先。"《医述·杂证汇参》中吴篁池曾说:"郁证主于开郁,开郁不过行气,行气则用香燥。然有香燥过多,因而窍不润泽,气终不行,郁终不开者,宜用养血药以润其窍,利其经。"对此,叶天士也指出气郁日久易于化热,耗损津液,故"用药以苦辛凉润宣通"为主,"不投燥热敛涩呆补","此治疗之大法也";至于具体治法可清泄上焦郁火,或宣畅少阳,或开降肺气,及通补肝胃,泄胆补脾,宣通脉络,若热郁至阴,则用咸补苦泄。

2. 通阳开郁,温阳补虚

对于以阳气郁闭为主者治疗则以畅达阳气为本。气机舒畅则气血流通,神机得以温养而振奋,郁病得解;同时阳气的流通可以促进津液布达,血脉通畅,痰瘀无以滋生;阳强于外,阴守于内,阴平阳秘,诸症自除。此外,还需注意阳气不足者,也常伴有阳气郁闭,阳气畅达有助于阳气生成,而阳气充足也能促进阳气流通,二者相辅相成,相互促进,相互影响。故对于此种患者治疗应以温阳、通阳开郁为主。

3. 兼顾实邪,治分虚实

郁证的病情演变过程中常导致痰瘀等病理产物形成,故理气开郁的同时应根据是否兼夹血瘀、痰结、食积、湿滞而分别采用活血、祛痰、消食、化湿等法。正如李用粹《证治汇补》所言:治郁"法当顺气为先,开提为次,至于降火化痰消积,犹当分多少治之"。此外张景岳提出当分虚实而治,"初病而气结为滞者,宜顺宜开;久病而损及中气者,宜修宜补"。郁证由实转虚或虚实夹杂时尤当注意调理脾胃之气。《证治汇补》指明:"治郁之法,多以调中为要者,盖脾胃居中,心肺在上,肾肝处下,四脏所受之邪过于中者,中气常先受之,况乎饮食不节,寒暑不调,停痰积饮,而脾胃亦先受伤,所以中焦致郁恒多也,治宜开发运动,鼓舞中州,则三阴三阳之郁不攻自解矣。"实证可攻,虚证则应根据脏腑及气血阴阳亏虚的不同情况进行调补,或养心安神,或补益脾肺,或滋养肝肾。另外,中医治病,在于中和。郁证治疗亦是如此,实证用药不宜峻猛,防止耗气伤津;虚证用药不能过于滋腻,否则有碍气机运行。叶天士《临证指南医案·郁》很好地概括了这一点,郁证治疗"不重在攻补,而在乎用苦泄热而不损胃,用辛理气而不破气,用滑润濡燥涩而不滋腻气机,用宣通而不揠苗助长"。

4. 巧妙构思,移情易性

郁证作为情志病证的一种,若其隐情不能得到疏解,则气机升降开合枢机不利,郁证难解。故在治疗中除药物外,情志疗法对郁证也有极其重要的意义。张从正较早提出了"以情胜情"的情志疗法,具体可根据五行相胜相克的关系进行推演,即以悲治怒,以喜治悲,以恐治喜,以怒治思,以思治恐,经后世发展已逐步成为较为成熟的情志相胜疗法,并在临床实际治疗中取得较为满意的疗效。如李铭曾报道运用此法治疗网络成瘾患者,助其恢复正常,回归社会。明代张景岳也认识到"以情病者,非情不解,其在女子,必得愿遂而后可释……其在男子,使非有能屈能伸,达观上智者,终不易却也"。叶天士在《临证指南医案·郁》中指出:"盖郁证全在病者能移情易性,医者构思灵巧。"

5. 辨别体质,同病异治

体质因素作为疾病的发病基础,在发病过程中也影响着病机的从化,很大程度上决定着疾病的证候类型和个体对治疗反应的差异性。徐大椿《医学源流论》指出:"性情有刚柔,筋骨有坚脆,肢体有劳逸,年力有老少,奉养有膏粱藜藿之殊,心境有忧劳和乐之别,更加天时有寒暖之不同,受病有深浅之各异,一概施治,则病情虽中,而于人之气体,迥乎相反,则利害亦相反矣。"因而在治疗时还应辨别体质差异,分清阴阳之多少,脏腑之强弱,津液之盛衰,根据体质状态不同立法组方进行治疗,才能取得最好效果。

从脏腑辨证的角度,有学者提出郁证的脏腑分治。肝郁者当解郁。刘荣民总结了肝郁的证候演变规律,认为肝郁不解,进而发展,可见横逆犯胃、肝气乘脾、气郁化火、气滞血瘀、气结痰凝、阴虚阳亢、气血逆乱等变化。肝失疏泄致郁,治必当疏肝,但也不可概施逍遥散。[①] 朱光将肝失疏泄细分为疏泄太过与疏泄不及,认为只有在疏泄不及的状态下,肝脏失去舒展、条达的特性,而表现为抑制、萎顿,则气郁先成。[②] 陈晓媛亦辨析了疏肝与抑肝两种不同的治疗方法。[③] 关风岭列举医案三则,阐明肝郁并非皆疏肝,如悲伤太过导致肺气郁闭而肝木无制者取之肺,脾虚招木克时疏肝不应取之中,药物反应看似肝木横逆则疏肝不效。[④] 程凤花总结傅青主治带下之法,认为肝郁多因肝虚,肝脏体阴而用阳,故其治肝郁以养为主,以疏为辅。[⑤] 唐学游认为胆郁证是情志因素及其他原因引起的,以胆腑病变为主的功能性病证,与肝郁多气机不利有所不同,胆郁以痰热为主,多见精神神经系统症状,但较为轻浅,口苦出现最早,治疗分虚实。[⑥] 李效柏等也报道了用温胆汤治疗胆郁证的医案。王玉华等总结了脾胃郁热致郁的理论,认为其以气机升降失调为主要矛盾,气血痰湿及郁滞等原因均可引起,既可导致疾病发生,也可是疾病过程中的产物,在临床脾胃疾病的治疗中至关重要,当在宣

---

① 参见刘荣民:《肝郁病机与证治初探》,载《陕西中医》1996 年第 2 期。
② 参见朱光:《肝失疏泄析议》,载 2001 年 12 月 10 日《中国中医药报》。
③ 参见陈晓媛:《疏肝·抑肝》,载《中医函授通讯》1995 年第 4 期。
④ 参见关风岭:《肝郁并非尽皆疏肝医案 3 则》,载《辽宁中医杂志》2001 年第 4 期。
⑤ 参见程凤花:《〈傅青主女科〉带下篇治肝思想浅析》,载《中医杂志》2009 年第 1 期。
⑥ 参见唐学游:《七情病变实质探讨》,载《中医药学报》1989 年第 5 期。

散发越,开通郁闭的基础上对症治疗。[①]

依邪热郁阻三焦部位的不同而采用相应治法,无形邪热郁闭上焦宜辛凉疏达,邪热炽盛郁于中焦宜辛寒开泄,有形热结阻于肠腑宜行气导滞通腑,热邪夹秽闭塞清窍宜辛凉芳香通窍。郁热可互见,林志南总结临床郁热见证,将汗、烦躁、肢体寒热、斑疹、神志、脉象作为辨证要点,根据其在卫气营血的不同而用透热法。[②]

综上,如《素问·至真要大论》所云:"谨守病机,各司其属,有者求之,无者求之,盛者责之,虚者责之,必先五脏,疏其血气,令其调达,而致和平。"治病求本,以调气为先,疏肝理气,畅达郁阳,运转中轴,并兼顾实邪,治分虚实,还需巧妙构思,移情易性,区别体质施治,方能成其全。

治郁用药,医家亦各具特色。叶天士治郁用药每以苦辛凉润宣通,不投燥热敛涩呆补之剂。其中用苦寒泄热而不损胃,用辛温理气而不破气,用滑润濡燥涩而不滋腻气机,用宣通而不揠苗助长。

周学海则认为,肝气愈郁愈逆,疏泄之性横逆于中,其实者暴而上冲,其虚者折而下陷,皆有横悍逼迫之势而不可御也,必顺其性而舒之,自然相化于无有。善调肝者善治百病,而非泻肝,仅肝盛当泻,故不可滥用白芍、枳壳等苦凉清降之品伐肝,而大多应用芳香之品辛散鼓舞以平肝。周氏还列举前人用药之法来证明自己的观点,如朱丹溪虽善用苦寒,但其常用开郁之药不外香附、白芍、白芷、半夏;李东垣虽重调脾胃,但多用防风、羌活、川芎、白芷等辛散之品,而少用陈皮、厚朴泄气。[③] 林佩琴对情志之郁与五郁的不同用药有所阐发:因气运乖和而生五郁之病,为胜复之变;因情志之怫郁而生六郁之病,为气血之损。前者六气外来之郁多伤在脏腑,可以消散而解;后者思忧悲惊怒恐之郁,多损脏阴,初起伤气,后必及血,终乃成劳,不可徒以消散治之,宜苦辛凉润宣通。苦能泄热,辛能理气,凉润能濡燥,宣通能解结,乃可取效。[④]

张锡纯认为,"理虚中之郁最为难事",所用之药必丝毫不能伤气化,则

---

① 参见王玉华:《子宫内膜癌发病相关因素及治疗进展》,载《医学理论与实践》2013年第1期。

② 参见林志南:《论温热病的郁热与透热》,载《福建中医药》1985年第3期。

③ 参见郑洪新:《周学海医学全书》,中国中医药出版社1998年版,第674页。

④ 参见李君:《清末儒医林佩琴生平著作》,载《中医文献杂志》2011年第5期。

郁得开一分,其气化自能复原一分。张氏治呃逆郁多虚少者,用冰片、薄荷透窍通气,细辛降逆气,白芷达郁气,朱砂镇冲气之冲逆,甘草缓肝气之忿激,郁开则呃止,气化流通,虽有所虚,自能渐渐复原。肝气郁结,冲气上冲,迫胃气不降,张氏治此用生代赭石降胃,生麦芽升肝,而不用柴胡,认为柴胡升提肝气之力甚大,用之失宜则会提胃气上逆,而生麦芽升肝之余,无妨胃气之下降,"其萌芽发生之性,与肝木同气相求,能宣通肝气之郁结,使之开解而自然上升,非若柴胡之纯于升提"。

"法于阴阳,和于术数,食饮有节,起居有常,不妄作劳"即可以预防郁证。平时七情有度,避免情志刺激和忧思过度,必要时可以用针刺补虚泻实,解郁而防病。

饮食应适时适量,不宜违反常法,淡食最补人,清晨食白粥,最能畅胃气,生津液,大补于人。早食固宜早,而晚食更不宜迟。人之饮食下喉,全赖脾胃转运,方得消化。若食后随即睡卧,脾胃不甚运动,饮食自然停滞于胃脘间,或呕酸嗳酸,或脾泻、水泻,辗转三两次,即或面黄体虚。中满不消而脾胃大伤也。古人云:晚食常宜申酉前,向夜须防滞胸膈,即是此意。同时还应注意防止偏食,正如张景岳所说:凡治病养生者,又当于素禀中察其嗜好偏胜之弊。

第四节　常见郁证的分证论治

攻补兼施、理气开郁、怡情易性是治疗抑郁症的基本原则。对于抑郁症的实证,首先要理气开郁,并根据是否有血瘀、化火、痰结、湿滞、食积等而分别采用活血、降火、化痰、祛湿、消食等法。虚证需要根据所损及的脏腑及气血阴阳亏虚的不同而补之,可采用养心安神、补肾益脑、调理脾胃、滋养肝肾等方法。虚实兼杂者,则需视虚实的偏重而虚实兼顾,如肝郁脾虚者宜健脾疏肝,肾虚肝郁者宜益肾疏肝、补益肾元。

一、肝郁气滞证

【证候】　精神抑郁,情绪不宁,焦虑、烦躁,思维迟缓,动作减少,胸部满闷,胁肋胀痛,脘闷嗳气,妇女闭经,舌质紫黯,苔薄白,脉弦。

【分析】　肝主疏泄,性喜条达,经脉布胸胁。肝疏泄功能失常,肝气郁结,经脉气机不畅,而见情绪不宁,郁闷烦躁,胸部满闷,胁肋胀痛等症。肝气郁结,横逆犯于中焦,则见脘闷嗳气,不思饮食,大便失调。如肝郁日久化火,则见性情急躁易怒,口苦而干,舌红、苔黄、脉数;肝火上炎则头痛、目赤、耳鸣;肝火犯胃,则嘈杂吞酸。

【治法】 疏肝解郁,清肝泻火,理气畅中。

【方药】 柴胡疏肝散加减(《景岳全书》):柴胡、香附、枳壳、陈皮、川芎、芍药、甘草。

方中柴胡、香附、枳壳疏肝行气解郁;陈皮理气和中;川芎、芍药、甘草活血化瘀止痛。

加减:胁肋胀满疼痛较重者,可加郁金12 g、香橼12 g、佛手12 g疏肝理气;肝气横逆犯胃,胃失和降,见嗳气频作,胸脘不舒者,可加旋覆花(包煎)9 g、代赭石9 g、法半夏9 g、苏梗6 g和胃降逆;肝气横乘脾胃而见纳呆、腹胀者,可加焦三仙各12 g、砂仁9 g、茯苓12 g健运脾胃;兼有血瘀者,见胸胁刺痛,舌质有瘀点、瘀斑,可加当归12 g、丹参15 g、红花12 g活血化瘀。

若情志抑郁主要导致肝气郁结,脾胃失和,引起脘腹胀满不适,纳差,嗳气,苔腻等,也可选用六郁汤,方用香附12 g、川芎12 g疏肝理气活血;苍术12 g、陈皮10 g、半夏9 g、茯苓12 g、砂仁(后下)6 g、甘草6 g温运脾胃,和中降湿;栀子10 g清化郁热。

热势较重,口苦、大便秘结者,可加龙胆草9 g、大黄(后下)6 g泻热通腑。肝火犯胃而见胁肋疼痛、口苦、嘈杂吞酸、嗳气、呕吐者,可加黄连6 g、吴茱萸9 g清肝泻火,降逆止呕;肝火上炎而见头痛、目赤、耳鸣者,加菊花10 g、钩藤(后下)10 g、刺蒺藜12 g清热平肝。热盛伤阴,而见舌红少苔、脉细数者,可去原方中当归、白术、生姜之温燥,加生地15 g、麦冬15 g、山药20 g滋阴健脾。气郁化火,横逆犯胃,而见烦热胁痛,胃脘灼痛,泛酸嘈杂,口干口苦者,可用化肝煎,用白芍12 g缓急柔肝止痛;石斛10 g滋阴养胃;青皮10 g、陈皮12 g疏肝理气;丹皮9 g、栀子10 g清泻肝火;泽泻12 g、贝母10 g泄热散结。

方解:方中柴胡主散能升,长于疏展气机,疏解郁结,兼引诸药入肝;枳壳行气导滞,与柴胡相配,一升一降,疏肝胃,导壅滞;柴胡配柔肝缓急之芍药,调肝护阴,刚柔相济,相辅相成,既除芍药之腻,又缓解柴胡之燥,体用兼顾,互为制约;芍药合甘草,缓急舒挛,止痛和中;香附、陈皮行气疏肝理脾;川芎为血中气药,善于行散开郁止痛,上述诸药共成疏肝和胃之剂。共奏行气疏肝、和血止痛之功,为治疗肝气郁结之代表方。

临证参考:肝气郁结证患者多情绪不宁,郁闷烦躁,寡言少语,其病程都相对较短,病机单一,应及早治疗。如肝郁化火,则常犯胃,治疗时应注意清肝而不伤胃,不宜使用大寒过凉。肝郁化火证亦可采用化肝煎治疗,其理气泄热作用较突出。且患者多易急躁,平素要注意饮食调养,忌烟酒及辛辣食物,可在药物治疗同时,加用心理调节法,了解其情绪变化,对病人进行疏导,并配合体育疗法,常可收到较好的效果。

另外,抑郁症的患者本身多思善虑,肝脏本弱,肝主疏泄功能不强,其肝气郁结证为肝疏泄不及所致,而非肝疏泄太过,故本证患者虽以肝气郁结起病,但治疗时仍不忘养血柔肝,养肝体而助肝用。当郁结证候减退,应逐渐加大滋补之力,而不可一味攻伐。理气解郁、清肝泻火虽可暂解其郁结实证,但过用则肝体受损,肝气更弱,以至病情迁延不愈、反复发作。

二、肝郁脾虚证

【证候】 情绪抑郁,多愁善虑,悲观厌世,善叹息,动作减少或虚烦不宁,身倦纳呆,两胁胀满,腹胀腹泻,舌质淡红,苔薄白,脉沉细。

【分析】 肝主疏泄,可协助脾的运化功能,脾主运化,气机畅通,有助于肝气的疏泄。所以在发生病变时,可以相互影响,如肝失疏泄,气机不利,每致脾失健运,称为木横侮土。反之,脾失健运,气滞于中,湿阻于内,亦能影响肝气的疏泄,而为脾病及肝,或称土壅侮木。肝失疏泄,气机郁滞,故胸胁胀闷窜痛;叹息则气郁得达,胀闷得舒,故喜叹息为快;气机郁结不畅,不得条达疏泄,故精神抑郁。脾运失健,气机郁滞,故纳呆腹胀;气滞湿阻,则便溏不爽,肠鸣矢气,排便后气滞得畅,故泻后疼痛得缓解。本证寒热现象不显,故仍见白苔;舌淡红,脉沉细为肝郁脾虚之象。

【治法】 疏肝解郁,健脾和胃。

【方药】 逍遥散合半夏厚朴汤化裁:柴胡12 g,当归12 g,白芍12 g,白术12 g,炙甘草6 g,法半夏12 g,厚朴12 g,茯苓15 g,生姜9 g,苏叶6 g。

方中当归、白芍养血柔肝;柴胡疏肝理气,共为君药。白术、茯苓健脾;半夏化痰散结,降逆和胃;厚朴下气除满;生姜辛温散结,和胃止呕,共为臣药。苏叶芳香行气,理气疏肝;炙甘草益气补中,缓肝之急,共为佐使药。诸药共用可行气散结,降逆化痰。

加减:湿郁气滞而兼有胸脘痞闷、嗳气、苔腻者,加香附、佛手、苍术理气除湿;胀痛明显者,加木香 12 g、青皮 9 g、枳壳 10 g;食滞较重者,加焦三仙(各)12 g、砂仁(后下)6 g。

若痰郁化热,而兼有烦躁、呕恶、口苦、苔黄而腻者,用温胆汤(半夏 9 g,枳实 9 g,竹茹 6 g,陈皮 12 g,甘草 6 g,茯苓 12 g)加贝母 10 g、黄芩 9 g、瓜蒌 12 g;病久入络而有瘀血征象,见胸胁刺痛,舌质紫暗或有瘀点、瘀斑,脉涩,加郁金、丹参、降香、姜黄活血化瘀。

临证参考:治疗本证时,用药要注意化痰而不伤正。临证所用方中多辛温苦燥之品,仅适宜于痰气互结而无热者,如证偏阴亏津少或者阴虚火盛者,则不宜用。此型患者病程多较长,注意结合心理暗示进行疏导。

三、肝郁痰阻证

【证候】 精神抑郁,胸部胀闷,胁肋胀满,咽有梗阻感,吞之不下,吐之不出,苔白腻,脉弦滑。

【分析】 肝气郁结,经气不利,故胸胁、乳房、少腹胀闷疼痛或窜动作痛;肝主疏泄,具有调节情志的功能,气机郁结,不得条达疏泄,则情志抑郁;久郁不解,失其柔顺舒畅之性,故情绪急躁易怒;气郁生痰,痰随气逆,循经上行,搏结于咽则咽部有梗阻感。苔白腻,脉弦滑为痰郁内阻之象。

【治法】 行气开郁,化痰散结。

【方药】 半夏厚朴汤加减(《金匮要略》):厚朴、紫苏、半夏、茯苓、生姜。方中厚朴、茯苓、半夏降逆化痰;紫苏、生姜利气散结。

加减:加香附、枳壳、佛手、旋覆花、代赭石以增强理气开郁、化痰降逆之效。兼呕恶、口苦、苔黄腻,可用温胆汤加黄芩、知母、瓜蒌皮以化痰清热。

方解:方中半夏辛温入肺胃,化痰散结,降逆和胃,为君药。厚朴苦辛性温,下气除满,助半夏散结降逆,为臣药。茯苓甘淡渗湿健脾,以助半夏化痰;生姜辛温散结,和胃止呕,且制半夏之毒;苏叶芳香行气,理肺疏肝,助厚朴行气宽胸、宣通郁结之气,共为佐药。全方辛苦合用,辛以行气散结,苦以燥湿降逆,使郁气得疏,痰涎得化,则痰气郁结自除。

四、心脾两虚证

【证候】 情绪低落,多思善疑,心悸易惊,悲忧善哭,头晕神疲,失眠,健忘,纳差,便溏,面色不华,舌质淡或有齿痕,苔薄白,脉细或细弱。

【分析】 脾为气血生化之源,又具统血功能,脾气虚弱,生血不足,或统摄无权,血溢脉外,均可导致心血亏虚。心主血,血充则气足,血虚则气弱,心血不足,脾气亦虚,所以两者在病理上常可互相影响。心血不足,心失所养,则心悸怔忡;心神不宁,故失眠多梦;头目失养,则眩晕健忘;肌肤失荣,所以面色萎黄无泽;脾气不足,运化失健,故食欲缺乏,腹胀便溏,纳差;忧愁思虑,损伤心脾,并使气血生化不足,心失所养,则致心悸、胆怯、失眠、健忘;脾失运化,气血不充,机体失养而见纳差、头晕、神疲、倦怠乏力、面色不华。舌质淡,脉细均为心脾两虚,气血不足之象。

【治法】 健脾养心,补益气血。

【方药】 归脾汤化裁:白术 30 g,茯苓 30 g,党参 15 g,炙黄芪 30 g,龙眼肉 30 g,酸枣仁 15 g,木香 9 g,当归 10 g,远志 10 g,甘草 9 g,大枣 5 枚。

方中党参、白术、茯苓、黄芪、甘草、大枣甘温,补脾益气;当归甘辛温,养肝而生心血;枣仁、龙眼肉甘平养心安神;远志交通心肾而定志宁心;木香理气醒脾,防益气补血药滋腻滞气,妨碍脾胃运化功能,使方中诸药补而不滞。

加减:心胸郁闷,精神不舒者,加郁金 12 g、佛手 12 g 理气开郁;以气血两虚为主要表现者,见少气懒言、自汗、盗汗、心悸、失眠、面色萎黄者,加用五味子 20 g、浮小麦 10 g、熟地黄 15 g、白芍 12 g(人参养荣汤化裁);若纳呆食少、食后腹胀、少气懒言者,为脾气亏虚,失于健运,上方重用党参 20 g,加砂仁(后下)6 g(香砂六君子汤化裁)益气健脾;久病气损及阳者,兼见手足不温、形寒怕冷者,上方中加肉桂 12 g(拯阳理劳汤化裁)益气温阳。

方解:本方是在严氏《济生方》归脾汤的基础上加当归、远志而成,方中以参、芪、术、草大队甘温之品补脾益气以生血,使气旺而血生;当归、龙眼肉甘温补血养心;茯苓(多用茯神)、酸枣仁、远志宁心安神;木香辛香而散,理气醒脾,与大量益气健脾药配伍,复中焦运化之功,又能防大量益气补血药滋腻碍胃,使补而不滞,滋而不腻;姜、枣调和脾胃,以资化源。全方共奏益气补血,健脾养心之功,为治疗思虑过度,劳伤心脾,气血两虚之良方。

临证参考:此属抑郁症之虚证,多因气滞日久而致,或素体虚弱,又加情志所伤而成,病程一般较长,难于短期起效。治疗以滋养为法,但用药不能过于滋腻,适当辅以行气醒脾之药,以防碍脾。

五、肾虚肝郁证

【证候】 情绪低落,郁闷烦躁,悲观失望,兴趣索然,疏懒退缩,神思恍惚,反应迟钝,行为迟滞,胸胁胀痛,脘闷嗳气,不思饮食,腰膝酸软。偏于阳虚者,面色㿠白,手足不温,少气乏力,甚则阳痿遗精,带下清稀,舌质淡,苔白,脉沉细;偏于阴虚者,失眠,心烦易惊,自罪自责,颧红盗汗,手足心热,口燥咽干,舌红少苔,脉弦细数。

【分析】 素体肾精不足者,长期忧虑不解,或经历惊吓恐惧,致使肾精受损;或他脏病变日久,久病及肾,导致肾精亏虚。肾主骨生髓,上充于脑,肾精亏虚则脑神失养,出现情绪低落,悲观失望,兴趣索然,疏懒退缩,意志减退等脑神机能低下之症状。而肝肾同源,肾精亏虚,则水不涵木,肝失所养,疏泄机能低下,气机不畅,而致郁闷烦躁,胸胁胀痛,脘闷嗳气等肝气郁结诸症;虚损及阳,失于温煦,而见面色㿠白,手足不温,少气乏力,甚则阳痿遗精,带下清稀;舌淡,苔白,脉沉细皆属阳虚之象;虚损及阴,心神失养而见失眠,心烦易惊,自罪自责;阴虚无以制阳,阳热亢盛而见颧红盗汗;阴不上乘而口燥咽干;舌红少苔,脉弦细数皆属阴虚之象。

【治法】 益肾调气,解郁安神。

【方药】 (1)一贯煎加减(《柳州医话》):生地黄、沙参、麦冬、枸杞子、川楝子、当归、山茱萸、柴胡、芍药。

方中生地黄、枸杞子滋养肝肾;沙参、麦冬、当归、芍药养阴柔肝;柴胡、川楝予疏肝理气;山茱萸补肝之阴而抑阳。

(2)颐脑解郁方化裁(自拟):北刺五加 20 g,五味子 20 g,郁金 20 g,合欢皮 15 g,柴胡 12 g,栀子 15 g,白芍 12 g,生甘草 6 g。

方中北刺五加、五味子益肾填精,郁金清心开窍、行气解郁、活血化瘀,栀子除烦解郁、凉血活血,柴胡疏肝解郁,白芍养血柔肝,生甘草调和诸药。共奏补肾调气,解郁安神之功效。

加减:(1)失眠、多梦者加珍珠母、磁石、生铁落等重镇安神;腰酸、遗精、乏力者,加龟甲、知母、杜仲、牡蛎以益肾固精;月经不调者,加香附、益母草以开郁理气调经。

（2）偏阳虚者,温养命门之火,用右归丸加减,上方基础上加附子 12 g、山药 12 g、枸杞子 12 g 培补肾精;当归 15 g 补血行血;杜仲 9 g、菟丝子 12 g 助补益肾精。偏阴虚者,滋补肾阴,用左归丸加减,上方基础上加生熟地各 12 g、山萸肉 9 g 补肾中之阴,另可加鹿角胶(烊化)9 g、龟板胶(烊化)9 g,二者为血肉有情之品,益肾填精,"阳中求阴"。失眠烦躁者,加磁石(先煎) 15 g 重镇安神。

临证参考:此证可见于抑郁症久治不愈、证情复杂者,亦可见本肾精不足而发为抑郁症者。本证主要因肾虚精亏,脑神失养而致;因又有肝郁气滞之候,故辨证时应注意标本虚实,切不可认作肝郁实证,而仅予以解郁顺气之品,从而犯虚虚实实之戒,使病情更加迁延难愈。

六、心阴亏虚证

【证候】 心绪不宁,虚烦神疲,心悸健忘,失眠,多梦,梦遗健忘,五心烦热,盗汗,口舌生疮,舌红少苔,脉细数。

【治法】 滋阴养血,补心安神。

【方药】 天王补心丹:酸枣仁、柏子仁、当归、天冬、麦冬、生地、人参、丹参、玄参、茯苓、五味子、远志肉、桔梗。

方解:方中生地滋阴补肾,养血润燥;玄参、天冬、麦冬清热养阴;丹参、当归调养心血;人参、茯苓益气宁心;酸枣仁、五味子敛心气,安心神;柏子仁、远志养心安神;桔梗载药上行。

七、心神内扰证

【证候】 精神恍惚,心神不宁,多疑易惊,悲忧善哭,喜怒无常,或时时欠伸,或手舞足蹈,骂詈喊叫等多种症状,舌质淡,脉弦。

【治法】 甘润缓急,养心安神。

【方药】 甘麦大枣汤:炙甘草、小麦、大枣。

加减:心悸失眠,舌红少苔等心阴虚症状明显者,加百合 15 g、柏子仁 12 g、炒枣仁 12 g、茯神 12 g、制首乌 12 g 养心安神;血虚生风而见手足蠕动或者抽搐者,加当归 12 g、生地 12 g、珍珠母(先煎)30 g、钩藤(后下)9 g 养血熄风;大便干结属血少津亏者,加黑芝麻 15 g、生首乌 12 g 润肠通便;喘促气逆者,加用五磨饮子开郁散结、理气降逆。

方解:方中小麦能和肝阴之客热,而养心液,且有消烦利溲止汗之功,为君药;甘草泻心火而和胃,为臣药;大枣调胃,而利其上壅之燥,为佐药。此方以甘润之剂调补脾胃为主,以脾胃为生化气血之源也,血充则燥止,而病自除矣。

临证参考:忧郁伤神可见多种多样的临床表现。在发作时,单纯药物治疗疗效欠佳,可根据病情选用适当的穴位进行针刺治疗,并结合语言暗示和诱导,对控制发作、解除症状有较好的效果。

八、气滞血瘀证

【证候】 精神抑郁,性情急躁,头痛,失眠,健忘,胸胁疼痛,或身体某部有发冷或发热感,舌质紫暗,或有瘀点、瘀斑,脉弦或涩。

【治法】 活血化瘀,理气解郁。

【方药】 血府逐瘀汤:当归、生地、桃仁、红花、枳壳、赤芍、柴胡、甘草、桔梗、川芎、牛膝。

加减:胀痛明显者,加香附 12 g、青皮 9 g、郁金 12 g;纳差脘胀者,加焦三仙(各)12 g、陈皮 10 g;如有寒象,加乌药 9 g、木香 12 g;兼有热象者,加丹皮 10 g、栀子 12 g。

方解:本方由桃红四物汤(桃仁、红花、当归、川芎、生地、赤芍)合四逆散(柴胡、枳壳、甘草、赤芍)加桔梗、牛膝而成。方中以桃红四物汤活血化瘀而养血,防纯化瘀之伤正;四逆散疏理肝气,使气行则血行;加桔梗引药上行达于胸中(血府);牛膝引瘀血下行而通利血脉。诸药相合,构成理气活血之剂。

本方以活血化瘀而不伤正、疏肝理气而不耗气为特点,达到理气活血、祛瘀止痛的效果。

临证参考:临证时见顽固性抑郁症多可有此证表现,盖久病入络,久病必瘀,古人有"怪病多瘀"之说。故抑郁症病程长,病久者常兼血瘀。本证因气及血,气滞而致血行失畅,而非瘀结胁下,故用药不可过于峻猛,应活血而不宜破血。

九、气郁化火证

【证候】 性情急躁易怒,胸胁胀满,口苦而干,或头痛,目赤,耳鸣,或嘈杂吞酸,大便秘结,舌质红,苔黄,脉弦数。

【治法】 疏肝解郁,清肝泻火。

【方药】 丹栀逍遥散:白术、柴胡、当归、茯苓、甘草、牡丹皮、山栀、芍药。

方解:本方由逍遥散加味而成,方中既有柴胡疏肝解郁,又有当归、白芍养血柔肝,白术、茯苓健脾去湿,使运化有权,气血有源,炙甘草益气补中,缓肝之急,虽为佐使之品,却有襄赞之功。另加丹皮、山栀更添清热泻火之力。

十、心胆气虚证

【证候】 抑郁善忧,情绪不宁,胆怯恐惧,心中惶惶不安,自卑绝望,难以决断,或伴易烦善哭,失眠多梦,易于惊醒,心悸气短,咽中异物感,倦怠,面色㿠白,舌质淡,苔薄白,脉沉细或细而无力。

【分析】 胆者中正之官,谋虑出焉。心者君主之官,神明出焉。二者主神志决断,思谋评定。若本属心胆气弱体质,患者多优柔寡断,思虑善忧,遇小事即忧愁不解,善惊易怯。再遇惊恐悲虑等不良刺激,心胆阳气更虚,心气不足,致使心神失养,则致情绪低落、心悸、胆怯、失眠。胆气不充而致中府不守,谋虑决断之力不足,故恐惧、惶惶不安、难以决断。谋虑决断之官难司其职,患者无法正确评判自身及所处环境,故可见自卑绝望。气虚而水津留滞,可化为痰湿内结,故可见易烦、咽中异物感。倦怠,面色㿠白,舌质淡,苔薄白,脉沉细或细而无力皆为心胆气虚之象。

【治法】 益气镇惊,安神定志。

【方药】 安神定志丸化裁:人参9g,茯苓12g,茯神12g,远志10g,石菖蒲9g,龙齿30g,当归12g,白芍12g,白术12g。

方解:方中用人参益心胆之气,远志入心肾,既能开心气而宁心安神,又能通肾气而强志不忘,为交通心肾、安定神志之佳品。配用茯苓、茯神补气益胆安神,石菖蒲开窍宁神。肝胆互为表里,当归、白芍养血柔肝助胆中正之用。配白术健脾益气,重用龙齿镇惊安神。诸药共用,使心胆气足,心脑神安,共奏益气镇惊、安神定志之功效。

加减:若血虚阳浮,虚烦不寐者,可加酸枣仁30g安神养肝,知母12g清虚热安神;若心悸较甚者,前方基础上加生牡蛎30g、龙骨30g以加强镇静安神之力;若气虚而水津留滞,化为痰湿郁结肝胆,而兼有胸脘痞闷、嗳气、口苦、目眩、苔腻者,加半夏9g、枳实9g、竹茹6g、陈皮12g化痰祛湿;如气虚日久及阳,见形寒肢冷、胸背彻寒、语音低怯等心胆阳虚之象,可加制附子15g,干姜10g,炙甘草10g温运心胆之阳。

临证参考:治疗本证时,应注意虽为心胆气虚表现,但肝胆互为表里,肝脏精微入胆而化为胆汁。故温补心气时应不忘养血柔肝,养肝体而助胆之用。另本证的发生多属体质使然,胆气本弱,心气不充,属胆怯多虑、优柔寡断的性格。故此型患者在温助心胆之气的同时,应注意结合心理疏导,移情易性,方为治本之法。

十一、肝胆湿热证

【证候】 情绪抑郁或急躁易怒,郁闷不舒,失眠多梦,胸胁满闷,口苦纳呆,呕恶腹胀,大便不调,小便短赤,舌质红,苔黄腻,脉弦滑数。

【分析】 肝郁日久化火,肝火与水湿搏结,化为湿热,蕴结肝胆,则形成肝胆湿热之证。胆为中正之官,决断出焉。湿热相蒸,蕴于肝胆,肝胆疏泄失常,则心神不宁,故急躁易怒,失眠多梦;湿热蕴结肝胆,故胁肋满闷,舌质红,苔黄腻,脉弦滑数;胆气上溢则口苦;湿热郁阻,脾胃升降失司,故纳呆,呕恶,腹胀,大便不调。

【治法】 清肝利胆,宁心安神。

【方药】 龙胆泻肝汤化裁:龙胆草 6 g,黄芩 9 g,栀子 9 g,泽泻 9 g,当归 3 g,生地黄 6 g,柴胡 6 g,生甘草 6 g,车前子 6 g,珍珠母(先煎)9 g,龙齿(先煎)9 g。

方解:方中龙胆草为君,清泻肝胆实火,清利肝胆湿热。黄芩、栀子为臣,泻火解毒,燥湿清热,加强君药清热利湿之力,并可清热泻火,宁心安神。车前子、泽泻为佐,导湿热下行,从水道而去,使邪有出路,则湿热无留。生地养血,当归补血,防苦寒渗利之品伤阴,补灼伤之阴血,共为佐药。柴胡疏畅肝胆之气,并能引诸药归于肝经。珍珠母、龙齿镇惊安神,而甘草一可缓苦寒、金石之品伤其胃,二可调和诸药。

加减:若肝胆实火较盛,烦躁不安者,可去车前子,加黄连 5 g 以助泻火宁心之力;若湿盛热轻者,可去黄芩、生地,加滑石、薏苡仁以增利湿之功;如湿热日久伤阴,见低热、手足心热者,可加银柴胡 10 g、白薇 10 g 以清虚热;月经不调者,可加泽兰 9 g、益母草 12 g 以利湿活血调经。

临证参考:本证属于抑郁症中较重,也较常见的实证。以情志抑郁或烦躁、口苦溺赤、舌红苔黄、脉弦数有力为辨证要点。但本方药多苦寒,易伤脾胃,故对脾胃虚寒和阴虚阳亢之证,皆非所宜,且使用不可过久,待湿热之象减退,需立即更方,以防脾胃受损,又生变证。

第四章 《伤寒杂病论》中解郁经方的证治探讨

第一节 解郁经方中的"八法"

正气与邪气的强弱关系是决定郁证发生与否的关键因素,解郁经方治疗郁证的本质即在于调节人体中正气与邪气的关系。在调节人体自身正气以祛邪外出的过程中,医者必以患者体质为根基,或扶助人体的阴阳气血以逐郁,或祛除人体的痰瘀气火以散郁,抑或攻补兼施,寒热俱备而调和。在这一系列的解郁调节过程中,运用的具体方法即属于"八法"范畴。

"八法"理论发端于《黄帝内经》,集大成于《伤寒杂病论》。《伤寒杂病论》的病证广泛性与临床实践性使"八法"在经方中得到了充分的运用,而解郁经方亦是如此。

一、汗法

汗法是一种通过开泄腠理,调和营卫,发汗以祛除表邪的治法,是中医学中最古老的治法之一。

在所有的经方之中,麻黄汤可谓是最地道的汗法经方,发汗解表,开泄腠理是麻黄汤的基础治法。在伤寒表实证的治疗中,麻黄汤发汗开表以驱除表邪,在郁证的治疗中,麻黄汤一来开表通卫气,卫通则营卫趋和,二来麻黄汤可开肺气,肺气通调则主气与治节之能复,表里气运而郁开。与之相类,治疗郁闭重症的大青龙汤亦为汗法应用的杰出代表。

除了解表发汗的麻黄汤和大青龙汤以外,解肌发汗的桂枝汤也是汗法中的代表方。与直接开表祛邪的麻黄汤不同的是,桂枝汤之"汗"旨在温阳益阴,和阴阳而营卫同调。

二、吐法

吐法就是选取具有催吐作用的药物、穴位,或者其他能引起呕吐的物理刺激方法,使宿食、痰涎或者毒物随着呕吐从口中排出的治疗方法。

在笔者收集到的经方解郁文献中,没有以吐法解郁的记载,但作为治疗郁证的方法之一,吐法解郁是解郁临床中不可或缺的一部分。如明代著名医家戴思恭,继承并发扬了朱丹溪运用吐法的学术思想和经验,以重剂涌吐之品治愈了"妇人长号"似鬼魅缠身的郁病。现有天津中医药大学的包信教授,常以涌吐剂三圣散为基础方加减化裁,用以治疗抑郁症的患者,成绩显著。

在郁证的形成过程中,气郁痰滞的病机非常多见,若在临床诊断过程中判定出痰涎郁滞的病位在胸膈,那么迅猛逐痰的涌吐之剂则不失为解郁的良方。需要注意的是,涌吐之品常具剽悍之性,应中病即止,且需注意吐后调摄,方能取得理想的疗效。

三、下法

下法就是使用具有泻下作用的药物,促使胃肠之中停留的有形积滞(如燥屎、宿食、痰饮、瘀血、毒物等)从下窍排出,以达到机体邪去正安的治法。

解郁经方中的大承气汤是下法的代表方,急下以存阴,以泻为补,从而保留机体的正气。其荡涤肠胃之功一则消除肠胃积聚之苦,二则羁留之热与实排出体外,阻塞得以疏通,可以从局部至整体重新恢复机体气血运行的畅通,如此则全身之不适尽消矣。

除了荡涤肠胃的大承气汤以外,泻热逐瘀的桃核承气汤和抵当汤也运用了下法。此二方可散结热破瘀血,一则瘀热除而神识得清,二则郁阻去而气机得畅,三则污浊去而新血得生,如此则推陈致新,神清而郁散。

四、和法

和法是通过和解、调和、缓和等作用扶正祛邪,从而恢复机体,治愈疾病的治法。

解郁经方中最基本的和法代表方即为和解少阳的小柴胡汤。少阳主枢,小柴胡汤通过和解少阳枢机以达到梳理全身气机以及调畅情志的作用。除了小柴胡汤以外,柴胡类的大柴胡汤、柴胡加龙骨牡蛎汤和柴胡桂枝汤都具有和解少阳的和法之用。

除了和解少阳以外,和解少阴的四逆散中也运用了和法。少阴为阴枢,四逆散以和解阴枢之功以达到疏散少阴阳郁及调理肝脾气机的作用。

和法中除了和解少阳之外,还包括调和营卫治法。桂枝汤除了发汗解肌以外,还具有调和营卫以致调和人体气血、阴阳的重要作用,在外感表证和内伤杂病中都能发挥出色的疗效。以其为基础的桂枝加附子汤和小建中汤皆兼具和法之用。

此外,和法中还包括调和中焦升降的和中消痞之法,解郁经方中的半夏泻心汤即属此列。

五、温法

温法是指运用温热性质的药物祛除人体内的阴寒之邪,并扶助阳气以恢复机体功能的治法。

解郁经方中有不少都使用了温法,温法一则可以扶助人体阳气,振奋精神,二则可以温化郁滞,推动气血运行而畅达气机。如温阳调营卫的桂枝加附子汤,温中化饮的茯苓桂枝白术甘草汤,温散肝胃之寒、温中降逆的吴茱萸汤,潜镇心阳的桂枝甘草龙骨牡蛎汤,温肾助阳的干姜附子汤和四逆汤,以及温经养血散寒的当归四逆汤,皆为温法之方。

除了以上诸方以外,还有温法与清法并用的乌梅丸。乌梅丸所主为厥阴脏寒证,厥阴为阴尽阳生之脏,多出现寒热错杂之症,故本证不能治以单纯的温法或清法,而应采用清上温下、温清并用之法。

六、清法

清法是指运用寒凉性质的药物清热泻火,以消除里热证的治法。

清法即清热之法。在一些郁证中,郁滞会导致内热的产生,而在另一些郁证中,内热会导致郁的发生。无论是因郁而热还是因热而郁,清法总是必不可少的,因此,解郁经方中并不缺乏清法的运用。如清热宣郁的代表方栀子豉汤,清虚热而止躁除烦。若热邪波及中焦者,则以清心行气的栀子厚朴汤清之。此外,清泻心下无形之热以消痞的大黄黄连泻心汤,清热滋阴以交通心肾、安神除烦的黄连阿胶汤,清火平肝、逆奔气的奔豚汤,以及清上温下的乌梅丸,皆属于清法之列。

七、消法

消法是运用消积导滞的药物,消除体内的饮食积滞或气血郁滞,以达到机体调和的治法。

在郁证的治疗中,消法是必不可少的。郁除了会引起全身气机调节不畅以外,还会在局部形成阻滞,比如痰气交结于胸胁与咽喉的梅核气,就需要用半夏厚朴汤来消痰化气而解郁。此外,在调和寒热升降以消痞的半夏泻心汤,清泻心下无形之热以消痞的大黄黄连泻心汤,补益胃气化痰降逆的旋覆代赭汤以及滋阴活血的百合地黄汤四方之中,都兼具消法的使用。

八、补法

补法是通过补益人体的气、血、阴、阳,以消除人体脏腑功能衰弱状态的治法。

补法是疾病治疗中最常见的治法。无论是虚证还是实证,也无论是热证还是寒证,疾病或多或少都会给人体的正气带来损伤,因此,大部分的方剂中都会或多或少地体现出补法的运用,解郁经方中亦是如此。比如在桂枝汤基础之上倍芍药而君饴糖的小建中汤,此方既可调和营卫又可温中补虚,是治疗营虚卫弱、中焦不足型郁证的良方。另有旋覆代赭汤,补益中焦脾胃,化痰降逆解郁,补益之法功不可没。此外,还有滋补心肾之阴的百合地黄汤,补益心脾的甘麦大枣汤,都是补法的运用者。

综合以上情况来看,在 30 首解郁经方之中集结了除吐法以外的“八法”,并且在具体治法上常常都是把多种方法综合在一起运用,这也说明了经方以辨证论治为基本原则,在确立治法时能兼顾到各方面主次不同的矛盾,面面俱到而仍不失制方的精巧与简练,一法之中百法存焉,最终邪去正安而达到调和机体的目的。

第二节 解郁经方详析

《伤寒杂病论》为东汉医家张仲景所撰。时值东汉末年,封建割据,战乱频繁,人民饥寒交迫,贫病交加,又逢瘟疫流行,死亡甚多。在这种社会背景下,张仲景“勤求古训,博采众方”,创造性地把《黄帝内经》等古书中有关脏腑经络、气血阴阳、病因病理、治则治法等基本理论运用于实践中,经过长期的检验、总结和提高,创造出理法方药俱全、辨证体系完整、辨证思维灵活的六经辨证论治体系。创造出大量简捷实用、主次分明、配伍严谨、疗效显著的古方,这些经方经过千百年中医临床验证,不但肯定了它们的疗效,也成为中医方剂学的重要组成部分,对我国医学史的发展产生巨大影响。

经方,是指张仲景《伤寒杂病论》所载之方剂。《伤寒杂病论》是历代医家研究最集中的经典著作之一,而经方研究是其中最活跃、最广泛的内容,也因此而被后世医家赞誉为"方书之祖"。《伤寒杂病论》中并无"郁证"的概念,但书中论述的多种疾病的证侯与现代郁证相关,如惊悸、梅核气、奔豚、百合病、脏躁;其治方在郁证的临床运用中也疗效颇佳,如四逆散、小柴胡汤、柴胡加龙骨牡蛎汤、柴胡桂枝汤、半夏厚朴汤、奔豚汤、百合地黄汤、甘麦大枣汤等。以下列举相关方剂的证治配伍及后世运用研究。

一、百合地黄汤证

《金匮要略·百合狐惑阴阳毒病脉证治第三》中描述:"百合病者……意欲食复不能食,常默默,欲卧不能卧,欲行不能行,欲饮食,或有美时,或有不用闻食臭时,如寒无寒,如热无热,口苦,小便赤,诸药不能治,得药则剧吐利,如有神灵者,身形如和,其脉微数。"吴谦《医宗金鉴》提出:"伤寒大病之后,余热未解,百脉未和;或平素多思不断,情志不遂,或偶触惊疑,卒临景遇,因而形神俱病,故有如是之现证也。"这说明百合病的发病既有热病伤阴,余热未清的诱因,同时也有情志不畅的发病基础。且情志因素是本,热病伤阴诱发为标。情志不遂,日久郁结化火,消铄阴液,导致心肺阴虚内热,若遇热病诱发,内外相引,便发为本病。热邪散漫,其气游走无定,故其病亦去来无定。曲丽芳认为百合病的发生是情志不和,气郁不顺,日久导致血不和,血不和则百脉失和,进而导致"百脉一宗"的心肺肝及其所舍藏的神魂魄失和;又因为神魂魄意志五神与眼耳鼻舌口五官失和,可能导致感官功能失常,出现幻视、幻嗅、幻味觉等症状,即百合病所述的各种恍惚来去不定的表现。[①] 治需养心润肺、益阴清热。方用百合地黄汤,由百合七枚、生地黄汁一升组成。百合甘寒,入心肺,清气分之热,《日华子本草》谓其能"安心、定

---

① 参见曲丽芳:《以中医神志学说辨析百合病》,载《上海中医药大学学报》2004年第2期。

胆、益智、养五脏";《本草求真》言百合"能敛气养心,安神定魄"。生地黄汁甘润,泄血分之热兼能补阴。尤怡在《金匮要略心典》中提出:"此则百合病正治之法也,盖肺主行身之阳,肾主行身之阴,百合色白入肺,而清气中之热;地黄色黑入肾,而除血中之热,气血既治,百脉俱清,虽有邪气,亦必自下,服后大便如漆,则热除之验也。"

百合地黄汤的古代运用比较少,近现代学者进行了相关的探索和拓展,多涉及神经系统病变如失眠、抑郁症、更年期综合征、焦虑症、甲状腺功能亢进、梦游症,免疫系统疾病如系统性红斑狼疮、干燥综合征、白塞病,呼吸系统疾病如肺心病、肺气肿,以及其他杂证如顽固性老年皮肤瘙痒等。在郁证方面,徐文君等应用百合地黄汤加减治疗老年抑郁症 32 例,总有效率93.5%;冯雷等用百合地黄汤加味治疗妇女更年期综合征 82 例,总有效率95.7%;张景冈等采用加味百合地黄汤治疗中风后焦虑患者 50 例,总有效率 92%。清心安神、滋阴清热固然对情志郁结化热导致的郁证有一定的治疗作用,而临证时根据病情需要随症加用疏肝理气、健脾、活血的药物也是必不可少的。

二、半夏厚朴汤证

半夏厚朴汤源自《金匮要略·妇人杂病脉证并治第二十二》:"妇人咽中如有炙脔,半夏厚朴汤主之。"本证多由于情志不畅,肝气郁结,肺胃失于宣降,津液不布,聚而为痰,痰气相搏,上逆于咽喉而成,病人自觉咽中如有物梗塞,咯之不出,吞之不下,俗称梅核气;肺胃失于宣降,还可致胸中气机不畅,而见胸胁满闷,或咳嗽喘急,或恶心呕吐等。气不行则郁不解,痰不化则结难散,故宜行气散结、化痰降逆。本方由半夏一升、厚朴三两、茯苓四两、生姜五两、干苏叶二两组成。方中半夏辛温入肺胃,化痰散结,降逆和胃;厚朴苦辛性温,下气除满,助半夏散结降逆;茯苓甘淡渗湿健脾,以助半夏化痰;生姜辛温散结,和胃止呕,且制半夏之毒;苏叶芳香行气,理肺舒肝,助厚朴行气宽胸、宣通郁结之气。全方辛苦合用,辛以行气散结,苦以燥湿降逆,使郁气得疏,痰涎得化,则痰气郁结之梅核气自除。《医宗金鉴》曰:"此病得于七情郁气,凝涎而生,故用半夏、厚朴、生姜辛以散结,苦以降逆,茯苓佐半夏,以利饮行涎,紫苏芳香,以宣通郁气,俾气舒涎去,病自愈矣。"

古代先贤多以本方进行加减治疗由痰阻气滞引起的多种疾病。如《太平圣惠方》中以本方加枳壳、诃黎勒皮，名半夏散，治咽喉中如有炙脔。《太平惠民和剂局方》以本方中四味主药治喜怒悲恐惊七情之气所致痰气阻膈，"或如梅核，在咽喉之间，咯不出，咽不下，或中脘痞满，气不舒快，或痰涎壅盛，上气喘急，或因痰饮中结，呕逆恶心"，简名四七汤。又杨士瀛《仁斋直指》中以本方合桂枝汤，加枳壳、人参，名桂枝四七汤，用治风冷寒邪客搏，心腹作痛；去苏叶加桂枝、人参、甘草、大枣，名加减七气汤，用治气郁呕吐。沙图穆苏《瑞竹堂经验方》于本方加香附、甘草，煎成加琥珀末调服，治妇人女子小便不顺，甚者阴户疼痛。陈无择《三因极一病证方论》于本方加桂枝、芍药、陈皮、人参、大枣，亦名七气汤，主治喜怒忧思悲恐惊七气郁发，致五脏互相刑克，阴阳反戾，挥霍变乱，吐利交作，寒热眩晕，痞满咽塞等症。

近现代对原方应用范围进一步扩大，除梅核气外，凡七情郁结、气机不畅、痰湿壅滞所导致的多种病证，灵活加减化裁，均可收到良好疗效，如精神病、咳喘、脘痛、呕吐、胸痹等。尤其在郁证的治疗中，丁德正用之治疗癔症性精神病、焦虑性神经症、忧郁症收效良好，其观察使用该方的 104 例痰郁型癔症患者，其中 103 例近期痊愈，91 例未再复发，疗效明显优于西药对照组；钟礼勇以半夏厚朴汤配合针刺治疗郁证 29 例，治愈率达 62.1%，显效率达 17.2%，总有效率达 93.1%；刘丽明等用半夏厚朴汤治疗更年期综合征 45 例，痊愈 25 例，显效 12 例，总有效率达 94.4%。使用经方，抓住病机是关键，本方能够行气开郁，降逆化痰除湿，气行痰消则病自除，故由七情所致气郁、湿郁、痰郁之证均可使用本方加减治疗。使用时需注意的是方中药物多是辛温苦燥之品，仅适宜于痰气互结而无热者。若见颧红口苦、舌红少苔属于气郁化火、津伤阴虚者，均不宜使用本方。

三、甘麦大枣汤证

《金匮要略·妇人杂病脉证并治第二十二》记载："妇人脏躁，喜悲伤欲哭，象如神灵所作，数欠伸，甘麦大枣汤主之。"《医宗金鉴》曰："脏，心脏也；心静则神藏，若为七情所伤，则心不得静，而神躁扰不宁也，故喜悲伤欲哭，是神不能主情也；象如神灵所凭，是心不能神明也，即今之失志癫狂病也；数欠伸，喝欠也，喝欠烦闷，肝之病也。"妇人脏躁的初始病机多是情志刺激，肝郁化火，消铄脏阴，或忧思劳倦，损伤心脾，最终导致气血亏虚，心失所养。心主神明，气血充盈是心脏维持正常生理功能的基础，心失所养，则心神不宁而躁扰,表现精神失常,情绪不宁。肺主气,肺气虚则悲伤欲哭;《素问·举痛论》云:"悲则气消",善悲伤欲哭又会反过来耗伤肺气;同时"悲则心系急",过度悲伤也必然影响心神。阳气亏虚同时还可导致乏力、精神萎靡、多愁善感、易疑虑、睡眠差,故患者常借欠伸以舒展阳气。治用甘麦大枣汤补益心脾,宁心安神。

甘麦大枣汤由小麦一升、甘草三两、大枣十枚组成。方中甘草,《神农本草经》谓"味甘,平;主治五脏六腑寒热邪气,坚筋骨,长肌肉,倍力";《日华子本草》谓其能"安魂定魄,补五劳七伤,一切虚损,惊悸烦闷,健忘,通九窍,利百脉,益精养气,壮筋骨"。大枣,《神农本草经》谓其"味甘平,主治心腹邪气,安中,养脾,助十二经,平胃气,通九窍,补少气少津液,身中不足,大惊,四肢重,和百药";《开宝本草》曰"补中益气,强力,除烦闷";《本草纲目》言其"枣为脾之果,脾病宜食之"。小麦,性味甘凉,养心益肾,除烦止渴,小麦秋种冬长,春秀夏实,具四时中和之气,入心脾肾经。《灵枢·五味》曰"心病者,宜食麦",能养心安神。"肝苦急,急食甘以缓之",诸药均为甘润之品,既可调中缓急,且能滋脏气而止其燥。

近代临床常用本方治疗神经精神疾患,如神经衰弱、癔症、更年期综合征、精神分裂等,以及儿科中小儿盗汗、夜啼、厌食等。在郁证方面,李毅以甘麦大枣汤合二仙汤治疗妇女更年期综合征 118 例,6 个疗程后与西药对照组比较,其有效率分别为 92%、47%;郭建红等用甘麦大枣汤和柴胡疏肝散治疗产后抑郁症 38 例,结果显示疗效明显优于西药对照组。这些优势说明甘麦大枣汤在郁证治疗方面确有价值,但需认识到以下几点:一是本证以心脾阴虚为主,病在心神不在形体,所以多为功能性病变而非器质性病变,且可见于男子、小儿;二是使用时需量大,量小常不能达到预期目标;三是情志病证日久常兼见气郁化火、痰湿、血瘀等病理产物,要适当加减化裁。

四、奔豚汤证

奔豚汤证出现于《金匮要略·奔豚气病脉证治第八》:"奔豚气上冲胸,腹痛,往来寒热,奔豚汤主之。"冲脉起于小腹内,其外行者经气冲与足少阴经交会,上行至胸,并达咽喉。若惊恐恼怒引发气机逆乱,肝气郁而化热,挟冲气上逆,则发为奔豚。唐宗海《金匮要略浅注补正》解释说:"盖谓肝主风,风为阳邪,肝风生火而上逆,则为火逆之奔逐也。"出现发作性的气上冲胸，常伴有精神障碍性症状，复还止，能自行缓解；气滞则血行不畅，出现腹中疼痛；肝郁则少阳之气不和，出现往来寒热。治用奔豚汤养血平肝，和胃降逆。奔豚汤方由李根白皮一升，黄芩二两，川芎、当归、芍药各二两，生姜、半夏各四两，葛根五两，甘草二两组成。方中李根白皮、黄芩平肝泻热，配伍葛根能调节气机；肝、冲脉均为血海，女性的生理过程中又易耗损阴血，阴不潜阳则肝气失于调达而上逆，故加当归、芍药、川芎养血柔肝助平冲；冲脉分支注于胃中，降胃气有助于平冲气，故用生姜、半夏降逆和胃；生甘草解毒化痰利咽。

张仲景提出奔豚汤后，后世医家虽多有阐发，但所治疾病多围于奔豚气病。如王焘《外台秘要》卷十二中以本方去川芎、黄芩，加桂心、人参，主治"虚劳五脏气乏损，游气归上，上走时若群豚相逐憧憧，时气来便自如坐惊梦，精光竭不泽，阴痿，上引少腹急痛，面乍热赤色。喜怒无常，耳聋，目视无精光"。姚僧垣《集验方》于本方内去黄芩、芍药，加茯苓、人参，治疗"短气，五脏不足，寒气厥逆，腹胀满，气奔走冲胸膈，发作气欲绝，不识人，气力羸瘦，少腹起腾踊如豚子，走上走下，驰往驰来，寒热，拘引阴器，手足逆冷，或烦热者"。从以上可以看出，古代运用多以发作性的气上冲为主症，方其上冲之时，气促而腹痛，诸症杂至，及其下行，气平而痛定，诸症消失。

近现代学者将其应用于临床各科杂证，亦取得良好效果，中医病种如脏躁、梅核气、不寐、经行呕吐、咳喘、麻疹，西医病种包括腹型癫痫、冠心病、胆囊炎、乙脑、流行性腮腺炎、流行性结膜炎等。本方对于痰火上扰或痰气上逆而致的郁证方面也颇有贡献，如史先芬等人观察 55 例加味奔豚汤治疗中风后抑郁的疗效，结果显效 38 例，有效 14 例，总有效率为 95.4%；杨晓等用奔豚汤治疗焦虑性神经官能症 26 例，痊愈 20 例，好转 6 例；童舜华以本方加减治疗精神分裂症、神经官能症收效甚捷。本方在郁证中的有效运用说明临床运用奔豚汤时只要抓住主线，由情志惊恐导致的以发作性的气上冲为主症的疾病即可大胆尝试。同时奔豚汤证乃下焦肝肾气结，化热夹痰上冲为患，冲逆之痰气、痰火上扰心神，可出现多种神志病变，因此有时即使没有出现明显气上冲的症状，只要病机契合，具有平肝柔肝、化痰降逆作用的奔豚汤也可进行加减应用。

五、四逆散证

四逆散出自《伤寒论·辨少阴病脉证并治》:"少阴病,四逆,其人或咳,或悸,或小便不利,或腹中痛,或泄利下重者,四逆散主之。"由于该证列于少阴病篇诸阳虚证之后,故历代医家对其病机认识颇有争论。如钱天来即认为是典型的少阴虚寒证[①];而柯琴认为此是"少阴枢机无主,升降不利所致"[②];沈明宗则认为是"少阴邪气夹木乘胃"导致"胃气不行四肢",出现四逆的厥阴热厥[③];李克绍先生曾以此为例批驳注家撇开临床,单从文字上抠字眼,断章取义,牵强附会,或画蛇添足,使后学者无所适从[④]。本证中虽然亦出现"四逆",而结合文中其他症状共同分析,则可知此"四逆"是为湿邪内郁,阻遏阳气升举,阳气不能外达所致。文中除"四逆"外的诸症均是水气为患。湿滞大肠,传导不畅,则腹中作痛,或泄利下重,由于湿性黏着,下出不爽,所以其腹痛是绵绵下坠,其下利是重坠难出;阳不宣而水不化则小便不利;水气上凌心肺则可出现或咳或悸;由此推知当阳气被湿邪郁滞于里,不能达于外时则可出现四肢逆冷,"四逆"是阳郁较重的表现。故"四逆"非为主症,而其余诸症也非皆是或然证。将之置于少阴病篇目的是与少阴阳虚寒化证相类比鉴别。

另由于《伤寒论》言简深奥,故以方测证也不失为推测经方本意的一种方法。四逆散方由柴胡、枳实、芍药、炙甘草各等分组成。《神农本草经》谓柴胡"味苦平,主治心腹肠胃中结气、饮食积聚、寒热邪气,推陈致新",故可引阳气外达,透达郁阳;枳实行气散结,两药同用,一升一降,枢转气机,调整胃肠;肝体阴而用阳,养血补肝体可助肝用,故用芍药养血通络,苦泄破结。《神农本草经》亦言:"芍药,味苦平。主邪气腹痛,除血痹,破坚积寒热疝瘕,……利小便。"柴胡与芍药一气一血,共调气血郁滞。三药合用有疏、行、破之功,共奏"木郁达之"之效;甘草调中气。药仅四味,却能起到升阳导滞的作用。方后注中也明确指出四逆散只是起到透达郁阳、宣通气血的作用,至

---

① 参见钱天来:《伤寒溯源集》,学苑出版社 2007 年版,第 87 页。

② 参见陈秭林:《柯韵伯学术思想及源流研究》,湖北中医药大学博士学位论文,2015 年。

③ 参见曹炳章:《伤寒六经辨证治法》(《中国医学大成第二册》伤寒分册),中国中医药出版社 2003 年版,第 369 页。

④ 参见姜建国:《李克绍医学全集·医论医话》,中国医药科技出版社 2012 年版,第 187 页。

于湿邪所致的其他见症则当以此为基础随症加减，小便不利者加茯苓淡渗利小便；咳者加干姜五味子温肺敛肺；悸者加桂枝温阳镇水；腹痛者加炮附子助阳化湿，散寒止痛；泄利下重者加薤白通阳行滞。从症状及用药分析病机更贴近仲景原意，于临床应用亦有更大的启示。

自仲景创制四逆散后，原用于治疗阳郁厥逆的四逆散，因其用药以疏肝理脾药为主，具有良好的升举郁阳、宣畅气血郁滞的作用，后世医家多以此方为基础方进行加减后广泛应用于郁证的治疗。如宋代的《太平惠民和剂局方》在此基础上增加了养肝血、健脾气类药形成的逍遥散，用于治疗肝郁脾虚血弱证；明代张景岳在此基础上加用疏肝止痛类药衍生出的柴胡疏肝散，专治气郁胁痛闷胀等。

近现代由于生活节奏加快，生活压力较大，其临床运用更为广泛，凡是由肝气犯胃、肝脾不调导致的肝胆脾胃病变，肝郁气滞导致的妇科、男科疾病，气滞血瘀所致的心血管病变，以及部分杂证，如癔症性失语等，只要是属于肝郁气滞或阳气郁闭者皆有较好疗效。现代实验研究也表明四逆散具有一定的抗抑郁作用，谢忠礼等用四逆散加桂枝治疗恶劣心境障碍 38 例，并与氟西汀作对照，观察治疗前后临床症状，实验表明，两组治愈率无显著性差异，且四逆散组在改变易生气（激惹）和大便干燥、焦虑、自卑绝望方面优于氟西汀治疗的西药对照组；苏进义用四逆散加味治疗功能性消化不良伴抑郁状态患者 56 例，连用 30 天后评价其临床症状的改善情况，结果表明其总有效率明显高于服用黛力新的对照组；杨迎民用加味四逆散治疗缺血性脑卒中后抑郁症患者，以盐酸氟西汀组作为对照组，观察治疗前后临床症状、体征变化、汉密尔顿抑郁量表（HAMD）评分、神经功能缺损程度评分变化以及两组患者服用药物后不良反应等情况，结果表明四逆散组疗效明显高于西药组。四逆散作为经典的疏肝解郁方剂，在抑郁症等神经精神类疾病中的疗效是毋庸置疑的，其取效关键在于根据所郁者的体质、病因、病位及虚实进行加减变化。如未化热者以养血柔肝为主，郁久化热者加用清热凉血药如黄芩、生地、赤芍、丹皮、丹参等；气滞重而胁肋胀痛者加用木香、香附、川芎、元胡等；肝脾不调者合用香砂六君子汤等；肝郁乘脾，脾虚生痰者酌加化痰开窍类药物，如茯苓、石菖蒲、郁金、半夏等。

六、小柴胡汤证

小柴胡汤在《伤寒论》中出现的条文较多,描述其典型症状的条文为第96条。原文:"伤寒五六日,中风,往来寒热,胸胁苦满,嘿嘿不欲饮食,心烦喜呕。或胸中烦而不呕;或渴;或腹中痛;或胁下痞硬;或心下悸,小便不利;或不渴,身有微热;或咳者,小柴胡汤主之。""血弱气尽,腠理开",正气不足,邪气因入少阳,居于半表半里,"与正气相搏,结于胁下",经气不利,胸胁苦满;"正邪分争,往来寒热,休作有时";肝失疏泄,胆火内郁,神机不畅,则心烦,默默不语;"脏腑相连",胆气犯胃,则不欲饮食,甚则呕也。文中尤其"苦""欲""喜"三字贴切描绘了患者心主被郁的自觉症状。至于其他兼夹证是因少阳为游部,其气通于上中下三焦,邪入少阳,可波及其他脏腑而出现许多或然证。故小柴胡汤的主要病机是虚、郁、热。正气有所不足,外邪入侵,经气郁滞,枢机不利,疏泄失调,升降失常,三焦失通;因虚而郁,又因郁不得宣泄而生热。邪郁少阳,治以枢转气机为主。小柴胡汤组成有柴胡半斤、黄芩三两、人参三两、半夏半升(洗)、甘草三两(炙)、生姜三两(切)、大枣十二枚(劈)。方中柴胡升发,助少阳之气外达,徐大椿谓"其气味轻清,能于顽土中疏理滞气";黄芩苦寒,使少阳之火清于里;凡邪入少阳,已意味着正气不足,以人参、大枣、甘草护正,健脾和中;半夏、生姜两和肝胃,蠲内饮,宣胃阳,降胃阴,疏肝胆;生姜、大枣辛甘透达,温养阳气,调和营卫,使表者不争,里者内安。清者清,补者补,升者升,降者降,平者平,而致和也。至于其他兼证则以小柴胡汤随症加减治之。

小柴胡汤作为和剂的代表方,能够调和肝脾,疏畅三焦。吴贵娥统计古代小柴胡汤的运用,发现:"宋代以前,小柴胡汤的运用范围未超脱仲景小柴胡汤的主治范围,多限于伤寒少阳证、少阳与他经的兼夹证、热入血室及产后郁冒证。宋以来,该方的运用范围明显扩展,被明确用于暑病、瘟疫以及疮疹丹毒等热疫类病证及儿科多种病证;金元拓展至疟、痢、膈消、失血、目疾等病证;明代在疮疡、外伤科有广泛运用,同时还在妇科经、带、胎、产诸多病证中亦有涉及;清代进一步扩展用于如痛证、癫狂、乳岩、血证等病证。"[①]

---

① 吴贵娥:《小柴胡汤古代运用考探》,北京中医药大学硕士学位论文,2005年。

北中医刘渡舟教授认为小柴胡汤擅开肝胆之郁,故能推动气机而使六腑通畅。① 《素问·五常政大论》言:"土疏泄,苍气达。"肝木之气通达则六腑之气能疏通排泄无阻,五脏安和,阴阳平衡,气血调和。故用小柴胡汤治病虽"无麻桂而能发汗,无硝黄而能通便,无苓术而能利水,无常山、草果而能治疟。所谓不迹其形,而独治其因,郁开气活,其病可愈"。若肝胆之气疏泄不利,则六腑传化不畅,郁而为病,诚如《素问·六微旨大论》所言:"出入废则神机化灭,升降息则气立孤危。"再者,小柴胡汤能调畅三焦气机,《难经·六十六难》说"三焦者,原气之别使也,主通行三气",即宗气、营气、卫气需通过三焦输布于周身。《中藏经》则说:"三焦者……总领五脏六腑,营卫经络、内外、左右、上下之气也。三焦通则内外、左右、上下皆通也。"若三焦之道路失畅,枢机不利,则水火气血郁闭之相尽现。综上,小柴胡汤的解郁作用主要在于其畅达肝胆之气,疏利三焦气机,调达上下升降,宣通内外,运行气血之功,故可广泛调治诸气之郁。

鉴于小柴胡汤的调气解郁作用,而气机的升降出入无器不有,无所不包,后世发挥其用,广泛施治于临床各科,病机可涉及表里失和,营卫不谐,脾胃不和,肝胆不利,肺气失宣,胸阳不畅,阴阳失衡,气血不调等,出现以肝胆为中心,波及脾胃,影响肺气,累及心神,扰乱肝魂,困扰胃肠,挟痰挟饮,气滞兼瘀等各脏腑的疾病,皆可用小柴胡汤宣畅三焦,运转气机。在郁证的运用中疗效也很好,如郑孟灵用小柴胡汤加减治疗郁证 46 例,总有效率高达 90%;李发明用小柴胡加减治疗抑郁症 90 例,取其和解枢机以阔达气机,总有效率达 78.7%;李春英用小柴胡汤加味治疗 2 型糖尿病合并抑郁状态 78 例,总有效率达 93.6%。

李克绍老先生曾指出,小柴胡汤在临证运用中需注意两点:一是"有柴胡证,但见一证便是,不必悉具"。由于少阳主枢,灵活善动,柴胡证的主症、或然证颇多,又不一定同时出现,因此,运用时需把握好"但见一证便是"的原则。至于这"一证",成无己认为是或然证,程郊倩认为是提纲证,恽铁樵认为是往来寒热,刘球力认为是原文 96 条四大主症之一,众说纷纭,李克绍老先生则认为只要这"一证"是反映少火被郁或者邪在半表半里便是。故既

---

① 参见刘渡舟:《小柴胡汤解郁功效例举》,载《中医杂志》1985 年第 5 期。

可以是少火被郁的"伤寒脉弦细""口苦、咽干、目眩";也可以是邪结半表半里,正邪分争出现的"往来寒热""胸胁苦满""嘿嘿不欲饮食""心烦喜呕""呕而发热"等,凡以此病机为基础的"一证",均可大胆运用小柴胡汤。二是用药随症加减:有关小柴胡汤的加减法,《伤寒论》中已明确指出若邪犯胸胁,未犯胃腑,出现"胸中烦而不呕者,去半夏、人参,加瓜蒌实一枚";若涉及阳明,化燥伤津,出现"渴,去半夏,加人参合前成四两半,瓜蒌根四两";若涉及太阴,脾络不通,出现"腹中痛者,去黄芩,加芍药三两";若邪结胁下,经气郁甚,出现"胁下痞硬,去大枣,加牡蛎四两";若影响三焦通调水道的功能,而致水饮内停,出现"心下悸、小便不利者,去黄芩加茯苓四两";若部分病邪残留于表,出现"不渴、外有微热者,去人参加桂枝三两,温覆微汗愈";若外邪犯肺,肺寒气逆出现"咳者,去人参、大枣、生姜,加五味子半升、干姜二两"。除了这些以外,还有大柴胡汤、柴胡桂枝汤、柴胡桂枝干姜汤、柴胡加芒硝汤、柴胡加龙骨牡蛎汤等,实际也是根据"但见一证便是"和"随症加减"两大原则变化出来的方剂。如柴胡桂枝汤即是太阳向少阳过渡时其残留之邪不仅表现为微热,而是发热、恶寒、肢节疼痛,仅加单味桂枝已不能解决问题,需与桂枝汤合方才能尽驱病邪。又如柴胡桂枝干姜汤,饮结较重,则仅用小柴胡汤去黄芩加茯苓已不能很好地温化痰饮;汗下之后仍"胸胁满、微结、往来寒热、心烦",兼见"小便不利,渴而不呕,但头汗出",则当治少阳兼顾痰饮,以小柴胡汤加减:不呕,故去半夏;渴,加瓜蒌根以化痰生津止渴;微结故去大枣加牡蛎软坚散结;小便不利是痰饮,渗利已不能解决问题,故不加茯苓而加干姜,同牡蛎辛咸合用,以宣化痰饮;头汗出是阳气郁闭过重,再加桂枝助柴胡以通阳解外,组成柴胡桂枝干姜汤。这些均是方药随病症加减变化施治,是小柴胡汤的运用根本之一。[①]

七、柴胡加龙骨牡蛎汤证

《伤寒论·辨少阳病脉证并治》:"伤寒八九日,下之,胸满,烦惊,小便不利,谵语,一身尽重,不可转侧者,柴胡加龙骨牡蛎汤主之。"伤寒八九日不解,郁极化火,风热之邪挟本经之火上煽,出现目赤,耳鸣甚则无所闻,或无

---

① 参见李克绍:《伤寒解惑论》,山东科技出版社 2007 年版,第 43 页。

形之火郁于膻中，出现胸中满而烦，此时不知发散郁火兼驱胸中烦热，而反下之，不但风火不能外出，并挫伤三焦通调水道和少阳枢转向外的功能。无形之火不能外出，循经扰胸，则胸中烦满；胆火内郁，扰及肝魂，则惊惕不安而谵语；枢机不利，三焦失通，则不能外通肌腠，又不能下输膀胱，故一身尽重，小便不利。治用柴胡加龙骨牡蛎汤枢转少阳，通利三焦，镇惊安神。全方由柴胡四两，龙骨、黄芩、生姜、铅丹、人参、桂枝、茯苓各一两半，半夏二合半，大黄二两，牡蛎一两半，大枣六枚组成。以小柴胡汤之半加桂枝助柴胡枢转少阳；加茯苓宁神志而利小便；加龙骨、牡蛎、铅丹镇惊安魂，以治烦惊；加大黄清泻里热；又因胸满是火邪所致，并非虚寒，故去炙甘草，诸药合用共奏和少阳，利三焦，调肝胆，镇肝魂之功。

清代王子接《绛雪园古方选注》中有段精彩解说："柴胡引升阳药以升阳，大黄引阴药以就阴，参、草助阳明之神明，即所以益心虚也；茯苓、半夏、生姜启少阳三焦之枢机，即所以通心机也；龙骨、牡蛎入阴摄神，镇东方甲、乙之魂，即所以镇心惊也；龙、牡顽纯之质，佐桂枝即灵；邪入烦惊，痰气固结于阴分，用铅丹即坠。至于心经浮越之邪，借少阳枢转出于太阳，即从兹收安内攘外之功矣。"

古代对柴胡加龙骨牡蛎汤的治验有较丰富的论述。如徐灵胎《伤寒论类方》中指出："柴胡加龙骨牡蛎汤能下肝胆之惊痰，而以之治癫痫，则必有效。"毛世洪《便易经验集》记载："治小儿连日壮热，实滞不去，寒热往来而惊悸者。"陈存仁《皇汉医学丛书》曰："本方证，胸腹有动者，失精者，胸满烦惊者，柴胡加龙骨牡蛎汤主之。"尾台榕堂《类聚方广义》对本方论述为："治狂证，胸腹动甚，惊惧避人，兀坐独语，昼夜不眠，或多猜疑，或欲自杀，不安于床者。治痫证，时时寒热交作，郁郁而悲愁，多梦少寐，或恶于接人，或屏居暗室，殆如劳瘵者。狂痫二证，亦当以胸胁苦满、上逆、胸腹动悸等为目的。癫痫居常胸满上逆，胸腹有动，及每月二三发者，常服此方不懈，则无屡发之患。"浅田宗伯《勿误药室方函口诀》记载："此方为镇坠肝胆郁热之主药，故不仅伤寒之胸满烦惊已也。凡小儿惊痫、大人癫痫，均宜用之。又有一种中风，称热瘫者，应用此方佳……又加铁砂，以治妇人之发狂。此方虽于伤寒，亦不相左，至于杂病，与柴胡姜桂汤虽同为主治动悸之方，但姜桂取虚候，此方宜取实候而施之。"

近现代对本方的应用除外感发热性疾病外,尚广泛运用于杂病的治疗,如癫证、狂证、郁证、心悸、失眠、脏躁、头痛、遗精等,西医涉及肺结核、胸膜炎、神经症、精神病、癫痫、精神性阳痿、心脏病、高血压、肝硬化以及小儿夜啼症、夜游症、慢性肾炎、甲状腺功能亢进、梅尼埃病、斑秃、产后汗出过多、神经性呕吐、舞蹈病、肝豆状核变性、过敏性鼻炎等疾病。包祖晓等总结神经精神类疾病如神经官能症、精神分裂症、顽固性失眠、癫痫、焦虑症、忧郁症等的临床经验后,认为凡病机属肝气不舒、火热内蕴、心神不宁者,均可用柴胡加龙骨牡蛎汤治疗。① 吴明兴统计分析 148 例柴胡加龙骨牡蛎汤治疗验案后发现其病因以情志不畅居多;病程多为 1～2 年;所涉病种以癫狂、心悸、不寐、癫痫、眩晕和经断前后诸证为最多;症状以眠差、烦躁、头晕、口苦、便秘、胸满闷、纳少、多梦、心悸为主,次要症状为口干、情绪不宁、头痛、易惊、面红、情志抑郁、小便黄、耳鸣、自汗、咽干、记忆力减退、癫痫、肢体震颤、大便溏泄、言语错乱、目眩、恶心、脘腹痞闷、呕吐、消瘦,舌红,苔黄腻,脉弦细或弦滑。②

柴胡加龙骨牡蛎汤在近现代的临床运用中尤以郁证如抑郁症、癔症、焦虑症、更年期综合征等居多,且效果显著。成秀明用柴胡加龙骨牡蛎汤加减治疗女性更年期综合征 35 例,总有效率达 94.3%;尚俊平统计柴胡加龙骨牡蛎汤治疗老年抑郁症 30 例,总有效率达 86.0%;赵国庆等观察柴胡加龙骨牡蛎汤加减治疗广泛性焦虑症 54 例,结果痊愈 28 例,总有效率达 96.3%。柴胡加龙骨牡蛎汤在郁证的治疗中能成就如此效果自然与小柴胡汤调气机的作用密不可分,同时也与整方长于清热化痰、重镇安神有关。

从以上有关解郁经方证治配伍的辨析及临床应用来看,《伤寒杂病论》中虽无明确提出郁证,但书中如惊悸、百合病、梅核气、脏躁等证均属郁证范畴,从以上所列举解郁经方分析,张仲景多从疏肝郁、和枢机、调阴阳、祛痰湿、镇惊、宁神论治,用药平和,却常有覆杯而愈的效果,为后世医家治郁留下宝贵的论治典范。近现代对解郁经方的拓展性应用也表明,

① 参见包祖晓:《古代中医认识抑郁症的历史沿革》,载《中医药学报》2010 年第 3 期。
② 参见吴明兴:《柴胡加龙骨牡蛎汤临床证治规律研究》,广州中医药大学硕士学位论文,2012 年。

只要发挥得当,经方的应用领域广,适应病证多,治疗效果佳,具有很高的实用性、科学性以及效验性,经过千百年的实践验证,其价值不但未衰,且愈发熠熠生辉。可见经方的效力之大,影响之深,受益之广,是其他方书无法比拟的。因此,若能以仲景学说为理论基础,以经方为基础方,辨证求因、审因立法、依法定方,并随症加减,经方的应用前景将更为广阔。而进一步在经方研究的广度和深度上发掘经方的潜力及优势,对近现代经方临床运用的学术经验进行系统的整理和总结,相信随着时间的推移,经方的魅力将越来越突显出来。

第三节　经方在现代医学研究中
抗抑郁作用的机制研究
——柴胡桂枝汤对实验小鼠的行为学影响

一、实验材料

1. 实验动物

云南昆明种小白鼠 50 只,雄性,体质量 18～22 g。许可证号为:SCXK(鲁)20140008。实验室温度控制在 22～26 ℃,湿度 55%。

2. 实验药品

柴胡桂枝汤按照《伤寒论》中原方比例调配,伤寒论中一两,今用一钱,一钱为 3 g。药材由中鲁医院中药房提供,经药学院专家鉴定均为优质中药材。将中药混合制成粗粉,第一次煎药时,将中药粗粉置 10 倍温水中浸泡 30 分钟,加热至沸腾后,文火煎煮 180 分钟,均匀搅拌,取汁后经三层纱布过滤;第二次以 6 倍水文火煎煮 90 分钟,均匀搅拌,取汁后经三层纱布过滤;将两次所得药汁混合,常规煎煮取汁后浓缩至含生药 1.234 g/mL,药液常温冷却后,置 4 ℃冰箱内保存备用。利血平注射液,盐酸氟西汀胶囊用生理盐水配置成 1 g/L 盐酸氟西汀溶液。柴胡桂枝汤高剂量组、柴胡桂枝汤中剂量组、柴胡桂枝汤低剂量组分别给予柴胡桂枝汤 1.234 g/mL、0.617 g/mL、0.309 g/mL(每 100 g 体质量给予 1.0 mL)。

3. 实验仪器

小鼠悬尾支架、定时器、秒表、玻璃杯游泳桶(直径 30 cm,高 40 cm)、小鼠灌胃器、烧杯等。

二、实验方法

1. 分组

实验正式开始前,将小鼠放入玻璃杯中观察 5 分钟,选取不动时间在 50～150 秒内的小鼠 50 只。随机分为 5 组,空白对照组、盐酸氟西汀组、柴胡桂枝汤高剂量组、柴胡桂枝汤中剂量组、柴胡桂枝汤低剂量组,分别称重并编号。

2. 给药

给小鼠提供适宜的生存环境,自然光照,昼夜节律,自由饮水、饮食,适应性饲养 7 天,第二周开始每天下午 4 点进行灌胃给药(每 100 g 体质量给予 1.0 mL),持续 14 天。柴胡桂枝汤高剂量组、柴胡桂枝汤中剂量组、柴胡桂枝汤低剂量组分别给予柴胡桂枝汤高剂量、柴胡桂枝汤中剂量以及柴胡桂枝汤低剂量,盐酸氟西汀组给予盐酸氟西汀溶液,空白对照组给予等量的生理盐水。

3. 实验步骤

(1)小鼠强迫游泳实验:参考 1979 年 Porsolt 等的强迫游泳实验,末次给药 1 小时后,将小鼠放入直径 30 cm、高 40 cm 的玻璃杯中,水深 14 cm,水温 23～25 ℃。先让小鼠适应 2 分钟后,记录 6 分钟内小鼠不动时间(即小鼠在水中停止挣扎,不计小鼠为保持自身的平衡状态四肢仅有的细微动作)。

(2)小鼠悬尾实验:末次给药 1 小时后进行小鼠悬尾实验,小鼠尾部距末端约 1.5 cm 处,用医用胶带固定在一金属棒上,使小鼠头部朝下呈悬挂状态,离底部水平面 15 cm,四周以纸箱隔绝小鼠视线,适应 2 分钟后,小鼠出现不动时开始计时,记录后 4 分钟内小鼠的不动时间(不计小鼠细微的肢体动作)。

(3)利血平拮抗实验:末次给药 30 分钟后测定小鼠体温,并给各组立即腹腔注射 2 mg/kg 的利血平。观察:给药 1 小时后,将动物放置在支架上观察 15 秒,观察眼睑下垂程度超过 1/2 的动物数;2 小时后将动物放置在直径 8 cm 的圆形内，观察 15 秒后待在圈内的动物数；3 小时后，再次测定小鼠体温，计算各组小鼠的体温变化幅度并记录。

4. 统计方法

实验结果用 SPSS19 软件统计，所有计量资料以均数标准差（$\overline{X} \pm S$）表示，组间比较采用 t 检验，p 值小于 0.05 有统计学意义，p 值大于 0.05 没有统计学意义。

三、结果

1. 对小鼠强迫游泳不动时间的影响（见表 4-1）

表 4-1　柴胡桂枝汤对小鼠强迫游泳实验及悬尾实验的影响（$\overline{X} \pm S$, $n = 10$）

组别	n	剂量(g/kg)	游泳不动时间(s)	悬尾不动时间(s)
空白对照组	10	—	145.71±25.26	128.86±19.97
盐酸氟西汀组	10	0.01	71.34±22.53**	61.29±18.14**
中药高剂量组	10	12.34	93.46±21.62**	78.63±17.72**
中药中剂量组	10	6.17	112.54±18.72*△△	94.92±16.49*△△
中药低剂量组	10	3.09	132.93±16.75△△	113.27±20.51△△

注：与空白对照组比较，* $p<0.05$，** $p<0.01$；与盐酸氟西汀组比较，△ $p<0.05$，△△ $p<0.01$。

空白对照组、盐酸氟西汀组以及柴胡桂枝汤高剂量组、柴胡桂枝汤中剂量组、柴胡桂枝汤低剂量组的不动时间分别为 145.71±25.26、71.34±22.53、93.46±21.62、112±18.72、132.93±16.75。与空白对照组相比较：盐酸氟西汀组与柴胡桂枝汤高剂量组的 p 值均小于 0.01，具有显著的统计学差异，能显著缩短小鼠强迫游泳不动的时间；柴胡桂枝汤中剂量组的 p 值小于 0.05，具有统计学差异；而柴胡桂枝汤低剂量组的 p 值大于 0.05，不具有统计学差异。柴胡桂枝汤高剂量组、柴胡桂枝汤中剂量组、柴胡桂枝汤低剂量组与盐酸氟西汀组相比较：柴胡桂枝汤高剂量组的 p 值大于 0.05，没有统计学差异；而柴胡桂枝汤中剂量组、柴胡桂枝汤低剂量组的 p 值均小于 0.01，具有显著统计学差异。

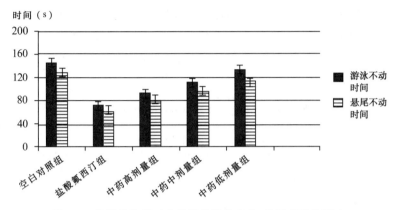

图 4-1　柴胡桂枝汤对小鼠强迫游泳实验、悬尾实验的影响

2. 对小鼠悬尾不动时间的影响（见表 4-1）

空白对照组、盐酸氟西汀组以及柴胡桂枝汤高剂量组、柴胡桂枝汤中剂量组、柴胡桂枝汤低剂量组的不动时间分别为 128.86 ± 19.97、61.29 ± 18.14、78.63 ± 17.72、94.92 ± 16.49、113.27 ± 20.51。与空白对照组相比较：盐酸氟西汀组与柴胡桂枝汤高剂量组的 p 值均小于 0.01，具有显著的统计学差异，能显著缩短小鼠悬尾不动的时间；柴胡桂枝汤中剂量组的 p 值小于 0.05，具有统计学差异；而柴胡桂枝汤低剂量组的 p 值大于 0.05，不具有统计学差异。柴胡桂枝汤高剂量组、柴胡桂枝汤中剂量组、柴胡桂枝汤低剂量组与盐酸氟西汀组相比较：柴胡桂枝汤高剂量组的 p 值大于 0.05，没有统计学差异；而柴胡桂枝汤中剂量组、柴胡桂枝汤低剂量组的 p 值均小于 0.01，具有显著统计学差异。

3. 对利血平拮抗实验的影响

（1）对小鼠体温的影响（见表 4-2）：利血平组、盐酸氟西汀组以及柴胡桂枝汤高剂量组、柴胡桂枝汤中剂量组、柴胡桂枝汤低剂量组的体温变化分别为 3.72 ± 0.87、1.56 ± 0.34、1.92 ± 0.58、2.66 ± 0.63、3.25 ± 0.74。与利血平组相比较：盐酸氟西汀组与柴胡桂枝汤高剂量组的 p 值均小于 0.01，具有显著的统计学差异，能明显拮抗利血平所导致的小鼠体温下降；柴胡桂枝汤中剂量组的 p 值小于 0.05，具有统计学差异；而柴胡桂枝汤低

剂量组的 p 值大于 0.05,不具有统计学差异。柴胡桂枝汤高剂量组、柴胡桂枝汤中剂量组、柴胡桂枝汤低剂量组与盐酸氟西汀组相比较:柴胡桂枝汤高剂量组的 p 值大于 0.05,不具有统计学差异,柴胡桂枝汤中剂量组的 p 值小于 0.05,具有统计学差异;而柴胡桂枝汤低剂量组的 p 值小于 0.01,具有显著统计学差异。

表 4-2　柴胡桂枝汤对利血平实验小鼠体温的影响($\overline{X} \pm S, n = 10$)

组别	n	剂量(g/kg)	肛温变化(℃)
利血平组	10		3.72 ± 0.87
盐酸氟西汀组	10	0.01	1.6 ± 0.34 * *
中药高剂量组	10	12.34	1.92 ± 0.8 * *
中药中剂量组	10	6.17	2.66 ± 0.63 * △
中药低剂量组	10	3.09	3.25 ± 0.74 △△

注:与利血平组比较,* $p < 0.05$,* * $p < 0.01$;与盐酸氟西汀组比较,△ $p < 0.05$,△△ $p < 0.01$。

(2) 对小鼠眼睑下垂的影响(见表 4-3):利血平组、盐酸氟西汀组以及柴胡桂枝汤高剂量组、柴胡桂枝汤中剂量组、柴胡桂枝汤低剂量组的眼睑下垂百分率分别为 90%、20%、40%、50%、80%。与利血平组相比较:盐酸氟西汀组的 p 值小于 0.01,具有显著的统计学差异,能明显拮抗利血平所导致的小鼠眼睑下垂;柴胡桂枝汤高剂量组、柴胡桂枝汤中剂量组的 p 值均小于 0.05,具有统计学差异;柴胡桂枝汤低剂量组的 p 值大于 0.05,不具有统计学意义。柴胡桂枝汤高剂量组、柴胡桂枝汤中剂量组、柴胡桂枝汤低剂量组与盐酸氟西汀组相比较:柴胡桂枝汤高剂量组、柴胡桂枝汤中剂量组的 p 值小于 0.05,具有统计学差异;而柴胡桂枝汤低剂量组的 p 值小于 0.01,具有显著统计学差异。

表4-3　柴胡桂枝汤对利血平实验小鼠眼睑下垂的影响($\overline{X} \pm S, n = 10$)

组别	n	剂量(g/kg)	眼睑下垂动物数	下垂百分率(%)
利血平组	10		9	90
盐酸氟西汀组	10	0.01	2	20**
中药高剂量组	10	12.34	4	40*△
中药中剂量组	10	6.17	5	50*△
中药低剂量组	10	3.09	8	80△△

注:与利血平组比较,* $p < 0.05$,** $p < 0.01$;与盐酸氟西汀组比较,△ $p < 0.05$,△△ $p < 0.01$。

(3)对小鼠运动不能的影响(见表4-4):利血平组、盐酸氟西汀组以及柴胡桂枝汤高剂量组、柴胡桂枝汤中剂量组、柴胡桂枝汤低剂量组的出圈百分率分别为10%、90%、80%、50%、30%。与利血平组相比较:盐酸氟西汀组与柴胡桂枝汤高剂量组的 p 值均小于0.01,具有显著的统计学差异,能明显拮抗利血平所导致的小鼠运动不能的现象;柴胡桂枝汤中剂量组的 p 值小于0.05,具有统计学差异;而柴胡桂枝汤低剂量组的 p 值大于0.05,不具有统计学差异。与盐酸氟西汀组相比较:柴胡桂枝汤高剂量组的 p 值大于0.05,不具有统计学差异;柴胡桂枝汤中剂量组的 p 值小于0.05,具有统计学差异;而柴胡桂枝汤低剂量组的 p 值小于0.01,具有显著统计学差异。

表4-4　柴胡桂枝汤对利血平实验小鼠运动不能的影响($\overline{X} \pm S, n = 10$)

组别	n	剂量(g/kg)	出圈动物数	出圈百分率(%)
利血平组	10		1	10
盐酸氟西汀组	10	0.01	9	90**
中药高剂量组	10	12.34	8	80**
中药中剂量组	10	6.17	5	50*△
中药低剂量组	10	3.09	3	30△△

注:与利血平组比较,* $p < 0.05$,** $p < 0.01$;与盐酸氟西汀组比较,△ $p < 0.05$,△△ $p < 0.01$。

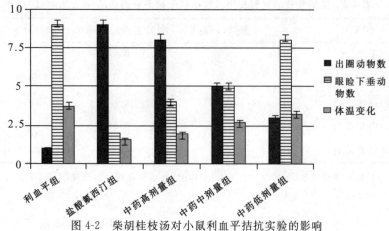

图 4-2　柴胡桂枝汤对小鼠利血平拮抗实验的影响

四、讨论

实验研究是疾病研究的一个重要的辅助手段,通过结合实验研究的方式,可以更清晰地认识疾病的演变过程,为临床用药与治疗提供了宝贵的理论依据。抑郁症动物模型的成功制作是抑郁症实验研究的基础条件,模型的成功与否,直接决定实验结果的准确性。抑郁症动物模型的复制是研究抗抑郁症药物的历程中最关键的一个环节,选择一个有效、适宜的动物模型可以更好地进行抑郁症的实验研究,还能够得到更加准确的实验结果。常见的模型制作方法包括环境应激模型、社会应激模型、神经生化模型、转基因动物模型、糖皮质激素模型、怀孕动物模型等。其中社会应激模型包括孤养模型、早期的应激模型;神经生化模型包括电诱导的抑郁模型、药物诱导的抑郁模型(利血平拮抗模型、5-羟色氨酸诱导的甩头行为模型、小鼠育亨宾增强模型);转基因动物模型包括 Fawn-Hooded(FH)大鼠模型、Flinder Sensitive Line(FSL)大鼠模型。目前抑郁动物模型研究的方向是改变环境诱发行为异常而建立抑郁动物模型,主要包括获得性无助模型、行为绝望模型、慢性不可预知的应激模型、慢性不可预知的温和应激模型(chronic unpredictable mild stress models)以及孤养模型等。

(一)慢性温和不可预知刺激

慢性温和不可预知应激(CUMS)抑郁模型的制作包括以下几种不同的

刺激方式:改变昼夜节律、禁食以及禁水、改变动物生存的物质环境、电击足底、强迫游泳、冰水刺激、热刺激。几种不同的应激因子随机组合,贯穿在整个实验过程,使动物无法预料下一次的刺激为何种应激因子。在(CUMS)抑郁模型中,模型制造成功的关键是长时间的应激刺激以及应激因子的多样性和难以预测性。CUMS抑郁模型主要模拟了人类抑郁的本质原因即欣快感不足,同时模拟了其他抑郁障碍的主要症状表现,如运动能力下降、食欲缺乏、语言沟通能力下降、探索能力下降、脾气暴躁等。CUMS抑郁模型的有效性十分显著,并且能够使大小鼠的抑郁状态维持数月,基本符合抑郁模型的各项要求,是目前国内外文献中广泛使用的模型。但此模型的不足之处在于,实际操作复杂、难度较大、耗时耗力。孤养模型常常与CUMS结合一起用来造模,可以作为抗抑郁药的初筛。

(二)行为绝望模型与获得性无助模型

1. 大鼠、小鼠强迫游泳实验

该模型最早由 Porsoh 等于 1977 年提出。当大、小鼠被局限在一狭隘空间内游泳时,起初它们有强烈的求生欲望,会不遗余力地泳动试图逃离出去,随后发现逃离无望,心生绝望,放弃逃生而处于漂浮不动的状态,这种漂浮不动的状态属于"行为绝望"。

2. 小鼠悬尾实验

悬尾实验为 Steru 等于 1985 年建立的一种与强迫游泳类似的行为绝望模型。悬尾小鼠为克服不正常体位而拼命挣扎逃脱,但挣扎一段时间后未果,心生绝望、坐以待毙、放弃逃生,显示"行为绝望"状态。此模型与强迫游泳实验的共同点是操作相对简单,对抗抑郁药较敏感。

3. 获得性无助模型

从病因学和遗传学的角度来讲获得性无助是一种精确度相对更高的动物模型。但缺点是,小鼠获得性无助模型的持续时间很短暂,终止刺激若干天后,模型随之消失。获得性无助模型与强迫游泳、悬尾实验共同点是三者可以用于抗抑郁药物的筛选,都不能用于慢性抗抑郁药物的评价。

(三)利血平拮抗

利血平是一种囊泡再摄取抑制剂,利血平模型是最早的抑郁模型。动物被注射利血平后,会很快出现抑郁的症状,如上眼睑下垂、运动不能、体温下降等,该模型常用于筛选具有一定药理作用的抗抑郁药物。

（四）动物模型与行为测试的区别

在筛选抗抑郁药物时，很多人分不清楚动物模型与行为学测试二者之间的区别，严重影响了抗抑郁初选药物药效学评价的准确性。"模型"通常是指，对动物进行特定方向的处理，使模型中的动物能够反映出人类特定方面的病态表现。行为学测试的实质是一种筛选抗抑郁药物药效学的实验。行为学测试中所采用的动物都是正常的，也就是没有经过任何处理，完全就是动物自身正常自然的生长状态；与行为学测试不同，模型动物都是经过特定方向的处理，因而模型中的动物都是在非常的环境中生长。故小鼠悬尾实验、强迫游泳实验、利血平拮抗实验等属于行为学测试的范畴，CUMS 与孤养模型等则属于模型的范畴。

五、小结

综上所述，柴胡桂枝汤高剂量与柴胡桂枝汤中剂量可以缩短小鼠强迫游泳和悬尾实验的不动时间，能够拮抗利血平所致的运动不能、眼睑下垂和体温下降。柴胡桂枝汤高剂量组的效果最为显著，但低剂量组的疗效却不明显，至于疗效不显著的原因，可能是由于药物浓度太低，仅仅起到药物安慰剂的作用。初步认定柴胡桂枝汤具有抗抑郁的功效，且利血平拮抗实验反映了柴胡桂枝汤有兴奋单胺能神经系统的作用，为研究其抗抑郁机理提供了依据。

第五章 《伤寒杂病论》中六经解郁探讨

《伤寒杂病论》以六经辨证体系为特点,开创了中医辨证论治之先河,而且本书理、法、方、药俱备,将辨证论治与临床完美地结合到了一起,使中医临床疾病的诊治发生了质的变化。

《伤寒杂病论》一书从问世至今已有1700多年的历史,在这1700多年的时间里,郁证理论在诸家学说的丰富下愈加完善,经方的应用也在临床实践活动中得到了广泛的发展。随着历代医家对经方认识的不断更新,更是基于中医学辨证论治的特点,如今可用于治疗郁证的经方早已超出了《伤寒杂病论》一书中所记载的几首解郁经方的范畴,越来越多的经方开始在临床解郁证治中发挥出色的疗效。因此,搜集经方解郁的相关有效资料,总结、分析其解郁原理及特色,无论是对郁证临证疗效的提高还是对张仲景经方思想的探究与继承,都是非常必要的。笔者将收集到的30首解郁经方的相关文献进行整理,分别介绍其一般情况,记述其从古至今在郁证中的应用,分析其方、药、证、治机理并总结归纳其中的规律和特点。

第一节 太阳病篇的解郁经方

一、桂枝汤

桂枝汤是《伤寒论》中的第一张方子,也是最为人广知的一张方子,被誉为《伤寒论》中的"群方之祖"。在原书的记载中,桂枝汤可发汗解肌、调和营卫,用治太阳中风表虚证。此外,本方在《金匮要略·呕吐哕下利病脉证治第十七》中被用于虚寒证的治疗。

1. 古今相关应用

在《千金翼方》中,孙思邈以桂枝汤加茯神、茯苓、当归和桂枝汤加茯苓、当归、麦冬两个方子治疗妇女在产后表现为"心中冲悸,或志意不定,恍恍惚惚,言语错谬"甚或"心中愦愦"的患者,根据描述分析,此应为对妇女产后抑郁症的治疗记载,也属于桂枝汤解郁的应用范畴。

曹颖甫在《经方实验录》中记录过:"旧式妇女,缺少运动,抑郁不睦,始则气逆脘痛,纳谷不畅,自称曰肝胃气。驯至头晕、心悸,经事不调,成俗所谓贫血症。脉缓而无力或细小而数。萧瑟恶寒,冬日为甚。常投桂枝汤原方,服后如曝冬日之下,大便难者得润滑而下。"虽未提郁证之名,然从其描述来看,记录的确是桂枝汤的解郁功效无疑。

李云慧运用桂枝汤治疗女性更年期综合征,疗效显著。此类患者临床表现为潮热盗汗、心烦心悸、情绪不宁、夜寐不安,属于中医辨证中郁证的范畴,李氏以桂枝汤为主方,调和营卫、滋阴和阳,效佳。除了李氏以外,以桂枝汤为基础方治疗女性更年期综合征而取得满意疗效的还有河南的马继兴、云南的宋仕栋以及山西的秦海峰等。除了更年期综合征以外,方红等以桂枝汤加减治愈一名脏躁的患者,此患者表现为喜悲伤欲哭,哭时不能自控,时时哈欠,睡眠不佳,寐后乱梦纷纭,心悸胆怯,食欲缺乏。此证属中医郁证的范畴,医者辨其为营血失养而神智无主,故以桂枝汤调营和卫,则诸症若失。李淑萍以桂枝汤加减治疗一女性奔豚病患者,此患者常因情志刺激而诱发逆气冲胸,发时心悸气短、胸闷窒塞,伴有失眠和烦躁等症状,医以桂枝汤加减治之,7剂获效。

2. 方药证治分析

桂枝汤由桂枝、芍药、生姜、大枣和甘草5味药组成。据其制方分析,桂枝汤所解之郁证应由营卫不和而导致,此类患者本身具有营血不足的病理或体质因素,容易导致心神失养,而心为五脏六腑之大主,心乱则营卫运行失和、阴阳协调障碍,会导致一系列的症状出现,这时若适逢外界环境和自身情绪对七情的过度影响,就会使此类患者出现郁证的疾病表现。

对于此类郁证,桂枝汤以其调和营卫气血、平整脏腑阴阳之功而发挥出良好的解郁功效。观其制方,有气味辛温的桂枝与味甘微酸的芍药相配伍,两者相合,辛甘化阳、酸甘养阴,则阴阳之虚皆得滋养;辛能发散,温通卫阳,酸能收敛,固护营阴,则和营之中有调卫之功。此外,生姜之辛可助桂枝温通,大枣之甘可助芍药护营,生姜与大枣相合又可养脾胃、和营卫,再配以甘平调和之甘草,则营卫和、阴阳调,诸郁若失。

二、桂枝加附子汤

桂枝加附子汤出自《伤寒论·辨太阳病脉证并治》,是用于治疗太阳病误下后汗漏不止、阴阳两虚的方子,历代医家多用本方治疗素体阳虚、高龄体弱之人的外感病以及一切因阳虚而导致的体液漏出不止之症。

1. 古今相关应用

关于桂枝加附子汤的解郁应用,在陈存仁《皇汉医学丛书》中记载着这样一个病案:一妇人逢疾,时以五心烦热,心气不乐,羸瘦倦怠,众人皆以为虚劳。然医者度之,此妇人心下有块,按之有冷气而为鸣动也,此应为疝症。因疝症亦从七情起,而此妇恰有心气不乐之症。故先予大黄附子细辛汤下其寒,再予桂枝加附子汤而病已。这就是以大黄附子细辛汤与桂枝加附子汤治疗七情不畅寒疝的案例。

在桂枝加附子汤解郁的现代临床应用中,黄素洁等以桂枝加附子汤化裁治疗一妇女更年期综合征,表现为心烦易怒、胸闷、神疲、眠差等症,效果显著。另有姬淑琴以桂枝加附子汤加味治疗妇女更年期综合征 52 例,总有效率高达 94.23%。

2. 方药证治分析

桂枝加附子汤由桂枝汤加炮附子一枚并加重甘草用量而成,据其制方及解郁应用分析,桂枝加附子汤所主之郁证应有营卫不调,阳气亏虚,阴阳失衡的特点。如围绝经期的妇女,肾气渐衰,冲任不足,阳气亏耗,精血津液亏虚,人体调节阴阳平衡的功能减退,就容易导致脏腑气机运行紊乱,神不得濡养而出现七情郁结以及身体上的一些不良反应。桂枝汤本就为调和营卫、调整阴阳之上方,再加炮附子一枚温补复阳,调阳气而补精神,甘草加量以益滋阴和阳之功,故本方能助阳调神而奏解郁之功。

三、麻黄汤

麻黄汤是《伤寒论》中治疗太阳伤寒证的方子,是发汗解表的代表方,用治风寒束表,身痛无汗的表实寒证,效果颇佳。

1. 古今相关应用

唐代孙思邈用麻黄汤加味组成排风汤,用治男子妇人风虚湿冷,邪气入脏,狂言乱语,精神错乱,恍惚多忘。

朱莹洁通过对57篇运用麻黄汤的医案进行分析发现,在这些医案记载的症状中,除了恶寒发热和咳嗽等主症以外,精神倦怠的症状出现了10次,心烦的症状出现了9次,这虽然不是对麻黄汤治疗郁证的记载,但也间接为麻黄汤可缓解精神状态提供了佐证。周爱婷治疗一名胸闷憋气、纳差、善太息的患者,该患者曾按"梅核气""神经官能症"等治疗一年无效。医者详询病史,知其发病前曾居潮湿阴冷之室,且病后从不出汗,善太息,打喷嚏后全身暂舒,遂断其为肺气郁闭之证,予麻黄汤,一剂得胸中快然,周身轻巧,后予他药善随形之症,病愈。

2. 方药证治分析

麻黄汤由麻黄、桂枝、杏仁和甘草4味药组成。据其制方分析,麻黄汤所解之郁证应具气机闭阻之机,有壅塞不通、身重难舒之症状表现。这一类的郁证,腠理及肺气的闭阻程度很重,影响了全身之气正常的升降出入和布散活动。《医述》中引季楚重医话:"郁者,清气不升,浊气不降也。然清浊升降,皆出于肺,使太阴失治节之令,不惟生气不升,收气亦不降,上下不交,而郁成矣。"麻黄汤中以麻黄为君药,宣畅肺气,而肺主一身之气,肺气宣则有利于一身之气的通达;辛温之桂枝为臣药,助麻黄以开宣达表;佐以降利肺气之杏仁,一宣一降共保气机之通利;再配以调和药性之甘草,则全方通闭气开郁结之力专矣。需要注意的是,麻黄汤并不适合在解郁治疗的过程中全程服用,而是适合在解郁初期作为打开郁闭之门的敲门砖来应用,当郁闭的气机得到梳理宣泄之后,就应该停用通气开郁之力强的麻黄汤,而易以培补兼通动之方来消除郁证给机体造成的诸般不适。

四、大青龙汤

大青龙汤出自《伤寒论·辨太阳病脉证并治》和《金匮要略·痰饮咳嗽病脉证并治第十二》,在书中记载为治疗风寒表实兼内热烦躁及溢饮的方子,现代临床多用于外感及呼吸系统疾病的治疗。

1. 古今相关应用

在《伤寒论》中,大青龙汤的主症被归纳为恶寒发热、无汗烦躁和身疼痛,其中烦躁一症也成了大青龙汤区别于其他解表方剂的特征性症状。对此,周岩在《本草思辨录》中提到"若烦而兼躁,有阳经有阴经,阳经则用大青龙汤",闵钺在《本草详节》中也说过"仲景大青龙汤,全用麻黄汤,止加石膏一味,以解内之烦躁"。这些描述,充分地说明了大青龙汤在治疗"烦躁"一症中有出色的疗效,烦躁虽然不等同于郁证,却是郁证中最典型的症状表现之一。

现代著名医家冯世纶教授曾经用大青龙汤治疗一位不寐的患者,该患者入睡困难已有半年余,经西医诊断为失眠及抑郁症,经多方治疗效果不明显,现症为:入睡困难且眠浅易醒,昏沉乏力,神情郁闷,胸闷烦躁,鼻塞头痛,舌苔白腻。冯世纶教授以大青龙汤方加减,10余日则睡眠基本恢复正常。

2. 方药证治分析

大青龙汤由麻黄、桂枝、杏仁、石膏、甘草、生姜和大枣7味药组成。关于本方的方名,成无己在《伤寒明理论》卷四中指出,"青龙"即东方甲乙木神,应春而主肝,专发主之令,为敷荣之主。所以谓之青龙者,以发散荣卫两伤之邪。因此,成氏解此方曰:"风阳邪也,寒阴邪也,风则伤阳,寒则伤阴,荣卫阴阳,为风寒两伤,则非轻剂所能独散也,必须轻重之剂以同散之,乃得阴阳之邪俱已,荣卫之气俱和。"由此可以看出,大青龙汤的解郁之功是通过营卫双解而发挥作用的。此类郁证患者应具有营卫郁闭的病理特点,一方面营气通于心可直接影响心神活动;另一方面,内外相连,卫外郁闭也可影响内部气机运行而致情志异常。同样需要注意的是,大青龙汤与麻黄汤相似,并不是解郁的常用方剂,我们应当精确地辨证才能让大青龙汤在解郁应用中发挥奇功。

五、干姜附子汤

干姜附子汤出自《伤寒论·辨太阳病脉证并治》,仅由干姜和附子两味药组成,是治疗伤寒汗、下后肾阳虚烦躁的有效方。

1. 古今相关应用

查阅古代的医籍文献,笔者并未找到干姜附子汤治疗郁证的相关记载,却发现几乎所有对干姜附子汤的记录都是治疗烦躁以及不得眠的症状,而这两个症状都是郁证患者出现频率较高的症状,这或许可以为干姜附子汤解郁提供一个佐证。现代医学杂志记载了冯崇环用干姜附子汤加味治疗一位烦躁的患者,该患者烦躁不安已逾半年,发时悲伤欲哭,卧起不安,以本方为基础加减,病愈。

2. 方药证治分析

干姜附子汤由干姜和附子两味培阳之品组成。由此制方分析,其所解的郁证应为肾阳虚弱型。阳气亏虚是郁证形成的一个重要因素,一方面阳气为推动人体各项生理及精神活动的原动力,阳气匮乏会导致机体活动力降低、气血运行阻滞、精神倦怠、思维迟缓以及情绪低落,从而导致郁证的发生;另一方面,"阳气者,精则养神",阳气的匮乏直接就可导致神无所养而引发郁证的产生。关于培补亏损的阳气,干姜附子汤可谓是药简力专。干姜温中阳,其性守而不走,附子温肾阳,其性走而不守。两者相伍,药性相合,使回阳之力既峻猛又持久。更有本方采用顿服之法,功在速决。需要注意的是,由于现代社会与人类心理的复杂性,单纯阳虚所致的郁证比较少见,故本方应与其他方剂相须而用。

六、茯苓桂枝白术甘草汤

茯苓桂枝白术甘草汤出自《伤寒论·辨太阳病脉证并治》和《金匮要略·痰饮咳嗽病脉证并治第十二》,在书中的记载为治疗太阳病的变证脾阳虚水停证以及心下有痰饮、胸胁支满。本方是苓桂剂类方的代表方,亦是治水名方,临床应用范围相当广泛,可用于治疗各类水饮导致的眩晕、呼吸系统疾病、心血管疾病、关节炎以及一些郁证等。

1. 古今相关应用

关于茯苓桂枝白术甘草汤的解郁功效,清代医家黄元御在《伤寒说意·太阳经坏病》卷二《太阳坏病入少阴脏证》中说道:"宜苓桂术甘汤,燥土而泻水,疏木而达郁也。"这是对苓桂术甘汤解郁机理的概括。

现代以来,运用苓桂术甘汤来治疗郁证的临床实践也很多。如:厉金华以苓桂术甘汤加减治疗心脏的神经官能症;黎国昌和王兴娟运用苓桂术甘汤加减治疗更年期综合征,均获良效;日本医生西村公宏以苓桂术甘汤治疗经前期紧张症的患者;王书浩等运用苓桂术甘汤加减治疗包括情绪问题和心理障碍等郁证症状的神经衰弱患者;陈岩等以苓桂术甘汤合小半夏汤加减治疗神经性呕吐 21 例,总有效率为 95.2%;马骏以苓桂术甘汤加减治愈梅核气的患者。

2. 方药证治分析

苓桂术甘汤由茯苓、桂枝、白术、甘草4味药组成,由其制方分析,其所主之郁证应有脾阳虚的病机特点。脾阳虚主要从以下几个方面引起郁证的发生:①脾土虚弱,脾胃运化功能障碍而导致土壅木郁;②脾主血的生成,脾虚则血液化源不足,一方面不能直接濡养心神,另一方面肝失濡养进一步导致情志疏泄障碍;③脾主思,脾虚则思虑受阻,易致气结而郁;④脾阳虚机体功能活动性降低以及阳虚不能助神。这些都是形成苓桂术甘汤证型郁证的重要因素。针对此种类型的郁证,苓桂术甘汤以其精当的配伍发挥出了出色的解郁效果。首先,茯苓味甘入脾,气平入肺,为补气健脾之佳品,而桂枝温阳通脉之力强,二药相伍则补土温阳效佳;其次,根据《神农本草经》的记载,茯苓主治胸胁逆气以及忧恚惊邪恐悸,直接就可作用于七情的调节而解郁;最后,本方由白术助茯苓运脾健脾,甘草补土而培中,全方仅四味药而配伍精当,共奏培土助阳,舒郁养神之功。

七、栀子豉汤

栀子豉汤出自《伤寒论·辨太阳病脉证并治》和《金匮要略·呕吐哕下利病脉证治第十七》,主治"发汗吐下后……反复颠倒,心中懊恼","发汗若下之,而烦热胸中窒"以及"下利后更烦"等症。

1. 古今相关应用

《名医类案》中记载了江应宿用栀子豉汤治疗怫郁证的案例:"都事蕲相庄患伤寒十余日,身热无汗,怫郁不得卧,非躁非烦,非寒非痛,时发一声,如叹息之状,医者不知何证,迎余诊视,曰:懊恼,怫郁证也。投以栀子豉汤一剂,十减二三,再以大柴胡汤,下燥屎,怫郁除而安卧,调理数日而起。"

现代以来,运用栀子豉汤治疗郁证的临床案例非常丰富。如:岑柏春用栀子豉汤加味治疗抑郁症患者24例,与服用一般安神类药物的24例患者临床对照观察,疗效显著;石景洋等用栀子豉汤加味治疗抑郁症患者44例,同样取得了令人满意的效果;赵志付以栀子豉汤加减治疗争吵之后出现的情绪抑郁、心烦失眠以及强迫性思维及动作等症状;张宇等用栀子豉汤加味治疗一位46岁女性患者的癔症;魏蓬春用栀子豉汤加味治愈一名患者长达13年的神经官能症;袁圣龙跟诊导师以栀子豉汤加味治愈抑郁症及焦虑症;刘文娟等以酸枣仁汤联合栀子豉汤治疗焦虑性失眠的患者;刘殿池用栀子豉汤合小柴胡汤加味缓解考生在高考前的焦虑抑郁及烦躁失眠的状态，效果颇佳；高芳通过对大鼠的实验研究发现，抑郁大鼠存在脂质代谢的异常，栀子豉汤通过保肝、利胆、调节胃机能和降脂等药理作用参与脂质代谢而达到抗抑郁的目的。[①]

2. 方药证治分析

栀子豉汤组方精简，仅由栀子和豆豉两味药组成。由其制方分析，栀子豉汤所主之郁证应具有心中烦乱不得安或气少不畅等症状，在情绪上常表现为烦躁及焦虑。这是因为此类郁证患者有郁热窒塞在胸膈，一来热气扰及心神则神不得安；二来胸中为宗气之居处，宗气为热邪所侵扰，则气少而不得畅达。栀子豉汤药味虽少，但其清宣透热之力却并不薄弱。栀子苦寒下行，为清心泻火除烦热之佳品，且具有开火郁之功，豆豉亦苦寒，然性宣散，可透发心胸之热邪外出。两药相合，能升能降，能清能宣，共奏清热开郁之功，为符合此证的郁证患者解除郁结之苦。

八、栀子厚朴汤

栀子厚朴汤出于《伤寒论·辨太阳病脉证并治》，主要用于治疗热郁胸膈波及中焦后，心烦腹满，卧起不安的患者。

1. 古今相关应用

虽然未曾发现相关的古代文献，但笔者共搜集到 4 篇与栀子厚朴汤解郁相关的现代文献，其中晏艳等通过小鼠实验发现来自厚朴中的化学成分是栀子厚朴汤的主要抗抑郁活性成分[②]，而屈晓晟等通过多种不同的提取方式进一步证实了这一观点[③]。此外，萧美珍用栀子厚朴汤加减化裁治愈一癔症女子，管桂芳等运用血府逐瘀汤和栀子厚朴汤加减治疗焦虑症患者 40 例，有效率达 90%。

2. 方药证治分析

栀子厚朴汤由栀子、厚朴和枳实 3 味药组成。由其制方分析，栀子厚朴

---

① 参见高芳：《栀子豉汤治疗抑郁症的实验研究》，载《福建中医学院学报》2007 年第 1 期。

② 参见晏艳、冯芳、王丹：《栀子厚朴汤抗抑郁活性成分的研究》，载《湖南中医学院学报》2003 年第 3 期。

③ 参见屈晓晟：《栀子厚朴汤的剂型研究》，载《中国医药工业杂志》2014 年第 5 期。

汤所主之郁证为中焦气郁型,患者平素脾胃不强,因七情不适影响气机运行时,中焦必先受累,枢纽功能失于灵便,则郁之益甚。对此,栀子厚朴汤中以栀子清心除烦,消郁之源,厚朴与枳实相辅为用,疏气调中,则郁消气复而神安。

九、小建中汤

小建中汤在《伤寒论·辨太阳病脉证并治》和《金匮要略·血痹虚劳病脉证并治第六》中都有出现,在《伤寒论》中主要用于伤寒里虚、心烦心悸的证治,在《金匮要略》中主治虚劳里急、悸、衄、腹中痛、梦失精等症。本方的临床应用范围很广泛,关键是要抓住其建补中焦、调养气血、益阴和阳的作用机理。

1. 古今相关应用

明代医书《孙文垣医案》中记载了一则医案:邵敬圃令眷,常胃脘痛,究其病因,乃因气郁而起,医以小建中汤为主加减予之,病愈。

现代关于小建中汤治疗情志郁证的报道逐渐丰富起来。日本医生尾崎哲对12例65岁以上的重度抑郁症患者投以小建中汤,并在服药四周后对焦虑、抑郁和妄想倾向等项目进行评价,结果证明本方对情志抑郁状态有良好的缓解作用,并且无乏力困倦等不良反应。另一位日本医生小崎治疗9例儿童(8~13岁)的青春期前神经性厌食症,给予小建中汤提取剂口服,并配合身心治疗,帮助解决患儿的心理问题,持续治疗半年以上,最终痊愈7例,好转2例。此外,刘健英发现,内服小建中口服液可治疗更年期综合征,效果良好。

2. 方药证治

小建中汤由桂枝汤倍芍药再加饴糖而成。由其制方分析,此类郁证患者应有气血不足、营虚卫弱等虚损症状,因心神失养以及因虚致郁而导致情志郁结。方中桂枝、干姜辛温通行卫阳,芍药益阴和营,饴糖建补中焦并滋养气血,再加上补中益气的甘草和大枣,则辛甘相合,脾胃健而营卫通,心神得养,气机畅达,郁结得消。

十、桃核承气汤

桃核承气汤出自《伤寒论·辨太阳病脉证并治》,是治疗血与热结于下焦的蓄血证的代表方。临床上常用于妇科瘀血性疾病与精神类瘀血性疾病的治疗。

1. 古今相关应用

曹颖甫在《经方实验录·第六七案桃核承气汤证(其二)》中记载了以桃核承气汤加枳实治疗一体虚少女在骤然感受惊吓后发狂的案例。现代以来，丁德正以桃核承气汤治愈周期性精神病、强迫性神经症和急性妄想性精神病的患者；陈连喜用桃核承气汤加减治愈了被人殴打后暴怒不解、叫骂不休的郁证患者以及与同事口角后抑郁不乐，以致失眠神乱、语无伦次的郁证患者；郭灿勋等以桃核承气汤加减治疗一青年男子因精神压力过重，又加以情志刺激后诱发的精神失常，4 剂后即如常人；罗忠运用桃核承气汤加味治愈经前期紧张综合征的患者；贾佩琰以桃核承气汤治疗经期狂躁的患者；阮九庚以桃核承气汤加减治愈一例脏躁证的患者；松本一男运用桃核承气汤合龙骨汤治疗抑郁症的患者；阎春玲以桃核承气汤加减治疗因高考落榜、抑郁寡欢而引发的精神失常。

2. 方药证治分析

桃核承气汤由桃仁、大黄、桂枝、甘草和芒硝 5 味药组成。其所主之郁证具有热郁血结的病机特点，患者常常有狂躁不安、谵语、失眠等临床表现。在此类郁证中，瘀血是重要的病理产物，一则瘀血阻碍神机清明，二则瘀血影响气机调畅，三则血成瘀则濡养必失职，此外，血瘀而易生热，热与瘀相互搏结，则心神愈受其扰。

对此，方中以桃仁与大黄为主药，攻逐瘀血，导热下行；芒硝咸寒，既可入血化瘀又可泻热散结；桂枝辛散温通，可畅利血行；再加上调和补虚的甘草，全方泻热逐瘀而开郁。

十一、桂枝甘草龙骨牡蛎汤

桂枝甘草龙骨牡蛎汤出自《伤寒论·辨太阳病脉证并治》，是用于治疗太阳病变证心阳虚烦躁的方子。

1. 古今相关应用

笔者查阅桂枝甘草龙骨牡蛎汤的古代应用，并未发现有解郁的相关记载，但现代文献记载中却不乏桂枝甘草龙骨牡蛎汤的解郁应用。如：赵会忠等以桂枝甘草龙骨牡蛎汤加减治疗心血管神经症 72 例，总有效率为

93.1％；丁世名以桂枝甘草龙骨牡蛎汤加减治疗神经官能症 38 例，总有效率为 94.7％；邓启源等以桂枝甘草龙骨牡蛎汤治疗神经衰弱的患者，服药 13 剂后病愈；程淑红等以桂枝甘草龙骨牡蛎汤加减治疗更年期综合征患者 80 例，总有效率为 95％；孟繁志等以桂枝甘草龙骨牡蛎汤加减治愈平素忧思焦虑，因与人争吵而发作不止的神经性呃逆患者；杨拥军等以柴胡疏肝散合桂枝甘草龙骨牡蛎汤加减治疗抑郁症的患者，疗效显著。

2. 方药证治分析

桂枝甘草龙骨牡蛎汤由桂枝、甘草、龙骨和牡蛎 4 味药组成。由制方分析，其所主之郁证应为阳虚神浮型郁证。患者心阳难以振奋，心神不得安养，因此心虚神怯，惊悸而惴惴。对此，方中以桂枝、甘草补养心气，振奋心阳，以龙骨和牡蛎潜敛浮阳，镇心宁神，如此则心补、神复、烦解、魂安而郁退。

十二、抵当汤

抵当汤出自《伤寒论·辨太阳病脉证并治》和《金匮要略·妇人杂病脉证并治第二十二》，是治疗下焦蓄血重证的方子。临床上常用于治疗各类症瘕积聚，如肝脾肿大、宫外孕及肿瘤等。

1. 古今相关应用

在抵当汤的古代应用文献中，笔者未曾找到与解郁相关的记载，但有相当多在发狂等精神类疾病中的运用。在现代文献记载中，唐祖宣以抵当汤加芍药治疗情志不舒兼感受暑热后导致神志不清、骂詈不休的郁证患者，3 剂而诸症好转；王治强用抵当汤加减治疗平素性格暴躁，因劳累、外感兼过食酒酪肥甘而引发腹痛不安、二便不利、烦躁狂言的郁证患者。

2. 方药证治分析

抵当汤由水蛭、虻虫、桃仁和大黄 4 味药组成，其所主之郁证具有瘀热深结的病机特点。与桃核承气汤所主之郁证不同的是，此类郁证患者的瘀血阻滞状况更加严重而热结矛盾不再突出。因此，除了泻热逐瘀的桃仁和大黄以外，本方以专擅祛除顽固性瘀血的水蛭和虻虫作为主药，功在破除积久深重之瘀血而开郁。

十三、半夏泻心汤

半夏泻心汤在《伤寒论·辨太阳病脉证并治》和《金匮要略·呕吐哕下利病脉证并治第十七》中均有出现，是用于治疗寒热错杂、心下痞满的代表方。本方是临床常用的方剂，主要用于治疗因脾胃受损，中焦升降失常，气机痞塞而导致的心下满闷、食欲缺乏、呕吐、肠鸣下利等消化系统疾病。

1. 古今相关应用

关于半夏泻心汤治疗郁证的应用，在叶天士的《临证指南医案》中记载了这样一个病案："胡（四六）悲泣，乃情怀内起之病，病生于郁，形象渐大，按之坚硬，正在心下。用苦辛泄降，先从气结治。"对于本案的治疗，叶氏以辛开苦降的半夏泻心汤加减取效。

现代以来，临床上运用半夏泻心汤解郁的应用越来越丰富。如：王晓红和窦小平用半夏泻心汤治疗梅核气的妇女患者，均以 7 剂收效；徐谦德用半夏泻心汤加减治疗更年期综合征和精神紧张即发的神经性腹泻；黄勤和张忠芳用半夏泻心汤加减治疗情志烦躁的不寐；黄海用半夏泻心汤治疗精神倦怠的厌食症患者；张怀亮用半夏泻心汤加减治疗心烦急躁的不寐和头痛患者；杨克勤运用加味半夏泻心汤治疗中风后抑郁症的患者 23 例，效果显著。

2. 方药证治分析

半夏泻心汤由半夏、黄芩、黄连、干姜、人参、甘草和大枣 7 味药组成，具有辛开苦降的特点。由此分析，半夏泻心汤所解之郁证应有寒热错杂、升降失常的特点。此类患者多因思虑损伤脾胃，或为郁怒导致肝气横逆犯脾，以至中焦亏损，气机升降失常、交通障碍而成郁滞。

对于此类郁证，半夏泻心汤可以发挥出色的解郁功效。首先，味辛的半夏、干姜与味苦的黄芩、黄连构成了辛开苦降之法以开散结气，调节气机升降使其正常运行；其次，方中的半夏开痰散结消胀满，黄连清心火以宁神，人参补五脏安精神，皆有助于郁结的消除与平复，再加上培补中土的甘草和大枣，则全方共奏保中安神、升降同调的解郁之功。

十四、大黄黄连泻心汤

大黄黄连泻心汤出自《伤寒论·辨太阳病脉证并治》，是用于治疗心下痞的代表方,常用于治疗脾胃功能失常或火热性疾病。

1. 古今相关文献

笔者未曾发现古代有运用大黄黄连泻心汤解郁的记载。在现代应用中,朱琴以黄连温胆汤合大黄黄连泻心汤治疗一胸怀狭窄、性情急躁的女学生的郁火头痛,2 剂则病愈。

2. 方药证治分析

大黄黄连泻心汤由大黄和黄连 2 味药组成,由此分析,本方所主之郁证应为热郁型郁证。热邪壅聚于中焦心下,一来壅滞气机不畅,中焦枢转不利,二来热邪扰及心神,神无所安。对此,方中大黄、黄连皆为苦寒,既可泻结热,又可清心神,相须为用,效力倍增。而更为精巧之处则是,本方非为水煎服却以麻沸汤渍之,如此则可取其轻清之气,轻以开散则郁散更易。

十五、旋覆代赭汤

旋覆代赭汤出自《伤寒论·辨太阳病脉证并治》,用于治疗太阳病发汗,或吐,或下,解后,心下痞硬,噫气不除的变证。历代医家对本方的临床应用阐发较多,对肝风掉眩、痰积、血崩及呕逆诸证皆可加减应用。现代医家多用本方治疗因胃气虚弱、痰浊阻滞而导致胃失和降的嗳气呃逆、痞闷恶心等,临床多见于消化系统的疾病。

1. 古今相关应用

古代关于旋覆代赭汤治疗郁证的相关文献很少,笔者只发现在《丛桂草堂医案》中记载了袁焯以旋覆代赭汤治疗温病兼郁证的例子。壬子五月,天气骤热,湿秽逼人,张兆魁君适逢恼怒郁闷之事,遂酿成湿温而兼胃病,胸闷潮热,胁痛呕吐,初与小陷胸汤加柴胡、陈皮、佛手等服之,病不除,且呕吐益甚,遂改以旋覆代赭汤加减予之,诸症方减,继服此方,后以他药善后而愈。

到了现代,关于运用旋覆代赭汤解郁的临床案例开始丰富起来。如:梁世绍运用旋覆代赭汤加减治疗因郁怒恼恨、情志不舒而引发的呃逆不止;曾国禄运用旋覆代赭汤加减治疗思虑过度的心理性呕吐;殷银霞以旋覆代赭汤加减治疗更年期综合征;侯景兰以旋覆代赭汤加减治疗 40 例梅核气患者,结果显效 29 例,有效 8 例,无效 3 例;许卫华等通过对 105 例患者的临床对照实验发现,旋覆代赭汤合泻心汤加减不仅对湿热壅滞型的功能性消化不良有良好的疗效,还可以改善患者的抑郁和焦虑状态;贺涛以旋覆代赭汤加减治愈神经官能症;孙融融以旋覆代赭汤加减治疗因争吵导致的经行昏厥。

2. 方药证治分析

由临床文献总结发现,旋覆代赭汤治疗的郁证大多伴随嗳气呃逆、脘痞不舒等胃气上逆的症状,且该症状会随着情志因素的影响而加重或减轻。这是因为此类患者本身多具有胃气虚弱、易生痰浊的体质,在遇到不良情志的刺激时,气机运行出现障碍,影响到脾胃的升降,于是患者本身就比较薄弱的脾胃开始显现一系列症状,而病理状态的脾胃会导致痰浊等病理产物滋生,进一步影响了气机的正常运行,因此会出现情志症状与脾胃症状的相互不良影响。

综观旋覆代赭汤的组方,由旋覆花、代赭石、半夏、人参、生姜、甘草和大枣7味药构成。先说为首的旋覆花,"诸花皆升,旋覆独降",味苦微温的旋覆花具有和降逆气的功效,除此以外,作为植物花朵类药物的旋覆花还兼具辛味,具有布散的特性,可以散气化痰浊;半夏功用祛痰降逆;生姜可和胃降逆,尚能宣散水气。此3味药合用,加强降逆气、散郁浊之力。另有代赭石重镇降逆,兼可平肝潜魂,人参补血益气,安定精神,甘草和大枣守中固本。全方散降适宜,攻补兼具,共奏降逆开结,定神解郁之功。

第二节　阳明病篇的解郁经方

一、大承气汤

大承气汤出自《伤寒论·辨阳明病脉证并治》和《金匮要略·痉湿暍病脉证治第二》,是广为人知的治疗阳明病实证燥、热、结、实俱重以及急下存阴的代表方,临床主要用于治疗大便秘结、腹痛腹胀、急腹症以及一些肺系疾病和传染病等。

1. 古今相关应用

古代医家常用大承气汤治疗癫狂惊痫等症。如尤怡在《金匮翼》中记载:"狂病多火而属阳,或以谋为失志,或以思虑郁结,屈无所伸,怒无所泄,以致肝胆气逆,木火合邪……易老治一人病阳厥,怒狂骂詈,或歌或哭,六脉无力,身表如冰,发则叫呼高声。因夺其食,又以大承气汤下之……身温脉生而愈。"

另有医家曹颖甫治疗一患者,该患者因受到惊吓之后神情恍惚,每有客人来时则默然相对,客人离去后则歌唱无序,除此之外,饮食与二便皆无异常,只是在进食时阙上时有热气蒸腾,曹医以大承气汤主之,后以他方善后而愈。

现代医家对大承气汤的运用也很丰富,甄长荣等治疗一女性患者,该患者年26岁,平素性情急躁,6天前因婚姻纠纷与人争吵,一觉醒来后,如癫如狂,时笑时哭,语无伦次,不寐,纳少喜冷饮,几日来未大便,尿黄。医者以大承气汤加减予之,6剂而愈,随访1年未复发。另有樊文有治疗一女性患者,该患者于4个月前因情志不遂复加饮食不慎而导致呃逆频作,曾服疏肝理气、和胃降逆之品而皆无法尽除,现症见呃逆频作,心烦目不瞑,瞑则噩梦纷纭,饮食减少,口不知味,胸闷腹满,大便秘结,时有腹痛,舌红,苔黄,脉沉迟。医以大承气汤予之,病愈。

2. 方药证治分析

大承气汤由大黄、芒硝、枳实和厚朴4味药组成。由此制方分析,大承气汤所主之郁证为阳明热盛型郁证,患者邪热结聚,腑气不通。一方面,气机壅滞,疏泄困难而致郁结;另一方面,结热扰及神明致神志调节障碍而成郁。此类郁证患者中有相当一部分人群会伴随腹胀腹痛、大便秘结等躯体症状。针对此类型的郁证,方中以大黄泻下结热,芒硝咸寒泻热,二者合用散热逐邪;其后有枳实、厚朴行气破滞,开结除满以复气机通行,四药合用,峻下热结,畅运气机,陈退新至而郁自除矣。

二、吴茱萸汤

吴茱萸汤证在《伤寒论》中出现了三条:一为《辨阳明病脉证并治》篇中的阳明中寒证;二为《辨少阴病脉证并治》篇中的少阴病类似证;三为《辨厥阴病脉证并治》篇中的厥阴寒呕证。此三条虽然在书中出现的位置不同,所主病的症状不同,但其肝胃阴寒内盛、浊阴上逆的病机是相同的,故皆以吴茱萸汤治疗而愈。本方现代常用于消化系统疾病及神经系统疾病的治疗。

1. 古今相关应用

叶天士曾用吴茱萸汤治疗一郁证患者,该患者因频频劳怒而导致肝气攻触胃脘,以致胃阳日衰,纳食则欲吐,以吴茱萸汤予之则愈。何廉臣则在《内科通论》中记载了以吴茱萸汤加减治疗奔豚气病以及因盛怒中饮食而导致火郁木郁的经验。

现代以来,运用吴茱萸汤来治疗郁证的临床案例开始增多。如:曹金婷以吴茱萸汤加减治疗神经官能症 100 例,总有效率为 87%;王保定等以吴茱萸汤加减治愈妇女更年期的顽固性呕吐 6 例;余勇刚运用吴茱萸汤加减治愈癔症 2 例。

2. 方药证治分析

吴茱萸汤所主之郁证为肝胃寒浊型郁证,此类型郁证患者平素多喜饮食生冷或受外寒侵袭,以致肝胃阳虚,寒邪内著,若适逢七情的过分刺激则易因肝脾调节功能衰微,情志疏泄不及而成郁滞,导致郁证的发生。

针对此类型的郁证,吴茱萸汤具有极好的解郁功效。首先,本方中以吴茱萸一升为主药,吴茱萸大辛大温,辛开温散,通肝泄浊,更与大剂量生姜同用,则中焦气机尽通而郁浊难存,祛邪攻敌之后,以人参、大枣补肝脾之元气,则正气得护而身趋强健矣。

第三节　少阳病篇的解郁经方

一、小柴胡汤

小柴胡汤方名在书中多次出现。如在《伤寒论》的《辨太阳病脉证并治》《辨阳明病脉证并治》《辨少阳病脉证并治》《辨厥阴病脉证并治》诸篇以及《金匮要略·呕吐哕下利病脉证治第十七》中均有其记载,是书中使用频率较高的一张方子。根据书中的记载,小柴胡汤证见"往来寒热,胸胁苦满,嘿嘿不欲饮食,心烦喜呕,或胸中烦而不呕,或渴,或腹中痛,或胁下痞硬,或心下悸,小便不利,或不渴、身有微热,或咳"。在现代临床中,小柴胡汤的应用范围非常广泛,对外感性疾病、消化系统疾病、妇科疾病和精神类疾病都有良好的疗效。

1. 古今相关应用

关于小柴胡汤的解郁功效,赵献可《医贯》一书中有云:"小柴胡汤,木郁达之也。"龚廷贤《寿世保元》曰:"内有恚怒伤肝,火动上炎者,用小柴胡汤之类。"在丁毅《医方集宜》中记载了以小柴胡汤加减治疗因恼怒伤肝而导致胁下作肿的例子。徐春甫《古今医统大全》中有以小柴胡汤加减治疗大怒后引发吐血、耳下肿以及鬓疽的记载。龚廷贤《万病回春》中有以小柴胡汤加减治疗怒后太阳经头痛、耳鸣吐痰以及妇女月经停止、口噤筋挛的记载。此外,魏之琇《续名医类案》中记载薛立斋治疗一妇人,此妇人身震颤,口妄言,诸药不效,薛以为应是郁怒所致,询其故,盖为素嫌其夫而含怒久矣,投以小柴胡汤,稍可,后以他方调养而愈。

现代以来,以小柴胡汤为基础方来解郁的文献记载就更多了。如:陈亚萍以小柴胡汤加减治疗抑郁症患者 35 例,总有效率为 85.7%;黄春玲等以小柴胡汤加减治疗中风后抑郁症 58 例,总有效率为 91.38%;郑一等运用小柴胡汤加味治愈抑郁性木僵症 1 例;宋俊生以小柴胡汤合酸枣仁汤加减治疗焦虑症;曹静安以小柴胡汤合甘麦大枣汤加减治疗女性更年期综合征,效果良好;徐奕佳以小柴胡汤化裁治疗男性更年期综合征患者 10 例,获确切疗效;何菊邻等以小柴胡汤加减治愈 2 例小儿肝郁引发的抽动-秽语综合征;郜惠萍以小柴胡汤加减治疗妇女经前期紧张综合征;陆中岳等以小柴胡汤加减治疗梅核气 30 例,结果症状消除 24 例,减轻 6 例;许海峰以小柴胡汤加减治疗厌食症 80 例,总有效率为 91%;程继昆以小柴胡汤加减治愈布桂嗪戒断综合征 1 例;叶小雯等以小柴胡汤加减治疗神经官能症;梁苹茂以小柴胡汤治疗糖尿病气郁证患者。

2. 方药证治

小柴胡汤由柴胡、黄芩、人参、半夏、甘草、生姜和大枣 7 味药组成。由其制方分析,属于小柴胡汤证的郁证患者,应有少阳为病、肝气郁结的特点,常因情志不舒,抑郁或恼怒日久而发。因少阳主枢,可枢转阴阳,故一些患者会有寒热往来以及失眠的表现,又因"一阳为游部",少阳枢转不利时可波及其他脏腑,故此类郁证常常兼夹他证而发,因此,小柴胡汤既可作为解郁的主方,又常与他方辨证相合而解郁。

由解郁之功观小柴胡汤之遣方,知其以和解为要。和可为解,解则趋和。方中重用柴胡半斤为君,柴胡秉春生之气,生发条达,推陈致新;臣以半夏,辛开散结,开郁辟路;又以黄芩之苦寒降泄郁火秽浊;更有人参、甘草、生姜、大枣守中以安方,共奏调和梳理及开解之功。

二、大柴胡汤

大柴胡汤出自《伤寒论·辨少阳病脉证并治》和《金匮要略·腹满寒疝宿食病脉证治第十》,是治疗少阳病重证的方子,以和解少阳、泻下结热为主功,与小柴胡汤相比,其祛邪开结的作用更加突出,临床上常用于治疗外感热病如流感、猩红热等,消化系统疾病如胆囊炎、黄疸等以及神经系统疾病如神经官能症等。

1. 古今相关应用

关于大柴胡汤的解郁功效,魏之琇《续名医类案》中记载了这样一个医案:朱丹溪治一人,其人天明时发微寒,便热至晚,两腋汗出,手足热甚,胸满拘急,大便实而能食,脉不数,但弦细而沉,医询之,病乃因怒气得之,遂予大柴胡汤,后以二陈汤加减善后而愈。

现代以来,临床中也不乏运用大柴胡汤解郁的例子。如:日本医生清水正彦以大柴胡汤提取剂治疗伴有更年期障碍的高脂血症患者 10 例,证实有效;朱小四以大柴胡汤加减治愈一女性患者在争吵之后出现的狂躁症;梅九如以大柴胡汤加减治疗神经官能症失眠的患者;石桂珍等以大柴胡汤加减治愈因工作压力大而胸胁满闷、烦躁易怒的失眠患者。

2. 方药证治分析

大柴胡汤所主之郁证与小柴胡汤所主之郁证相类而不相同,相似点是两者皆有少阳为病、肝气郁结的病机特点,而区别在于大柴胡汤所主之郁证较小柴胡汤之郁证邪深而证重,患者患病时间稍长,邪已偏结于里,病机多为少阳枢机不利,胆火郁结,临床表现为心烦易怒、胸胁苦满、寒热往来、头痛、失眠、舌红、苔黄等。在方药组成上,本方由柴胡、黄芩、大黄、芍药、半夏、生姜、枳实和大枣 8 味药组成。其中柴胡枢转少阳,升发散郁;黄芩苦寒降泄郁邪浊火;半夏、生姜辛散开邪;更有行气分之结的枳实、破血分之结的芍药与清泻热结的大黄相合;最后配以养土补中的大枣,全方开结散邪,泻火除郁。

三、柴胡加龙骨牡蛎汤

柴胡加龙骨牡蛎汤出自《伤寒论·辨少阳病脉证并治》,为治疗少阳胆火内郁、肝魂被扰的代表方。自创方以来,本方凭借极其出色的镇惊安神及解郁功效被广泛地运用在各种精神、神经疾病的治疗中。

1. 古今相关应用

尾台榕堂在《类聚方广义》中对本方应用的记载是:"治狂证,胸腹动甚,惊惧避人,兀坐独语,昼夜不眠,或多猜疑,或欲自杀,不安于床者。治痫证,时时寒热交作,郁郁而悲愁,多梦少寐,或恶于接人,或屏居暗室,殆如劳瘵者。狂痫二证,亦当以胸胁苦满、上逆、胸腹动悸等为目的。癫痫居常胸满上逆,胸腹有动,每月及二三发者,常服此方不懈,则无屡发之患。"据浅田宗伯《勿误药室方函口诀》一书的记载:"此方为镇坠肝胆郁热之主药,故不仅伤寒之胸满烦惊已也。凡小儿惊痫、大人癫痫,均宜用之。又有一种中风,称热瘫者,应用此方佳……又加铁砂,以治妇人之发狂。此方虽于伤寒,亦不相左,至于杂病,与柴胡姜桂汤虽同为主治动悸之方,但姜桂取虚候,此方宜取实候而施之。"

刘渡舟在《伤寒论十四讲》提到柴胡加龙骨牡蛎汤的应用时是这么说的:"本方由小柴胡汤减甘草,加桂枝、茯苓、大黄、龙骨、牡蛎、铅丹而成。治少阳不和,气火交郁。心神被扰,神不潜藏而见胸满而惊,谵语、心烦,小便不利等症。故用本方开郁泻热、镇惊安神。临床对小儿舞蹈病、精神分裂症、癫痫等,凡见上述证候者,使用本方往往有效。惟方中铅丹有毒,用时剂量宜小,不宜久服,且当以纱布包裹扎紧入煎,以保证安全。"[1]其曾治疗一名郁证患者,该患者胸胁满闷,精神不安,夜睡呓语不休且乱梦纷纭,予柴胡加龙骨牡蛎汤加减服之而愈。

现代临床中应用该方的案例很多。如:杨宏斌以柴胡加龙骨牡蛎汤加减治疗精神分裂症;张昀以柴胡加龙骨牡蛎汤为基础方加减治疗抑郁症患者;李鸿娜等以柴胡加龙骨牡蛎汤加减治疗双相抑郁的患者;郅军用柴胡加龙骨牡蛎汤合归脾汤加减治疗患有传染性疾病产妇的产后抑郁;尚俊平通过总结门诊病历发现,柴胡加龙骨牡蛎汤加减治疗老年抑郁症疗效颇佳;杜江成等以柴胡加龙骨牡蛎汤加减治疗中风后抑郁症的患者30例,总有效率为93.33%;谢正等以柴胡加龙骨牡蛎汤治疗艾滋病患者的抑郁症;日本医生篠崎徹运用柴胡加龙骨牡蛎汤的提取物颗粒治疗以焦躁不安为主诉的神经官能症;张志民以柴胡加龙骨牡蛎汤泻心汤合剂加减治疗一名男子的忧郁失志,酒后狂妄不眠;张秦等以柴胡加龙骨牡蛎汤加减治疗躯体化焦虑抑郁状态的患者;日本医生喜多敏明运用柴胡加龙骨牡蛎汤治疗精神或躯体化不定愁诉的患者;王晓滨等以柴胡加龙骨牡蛎汤加减治疗围绝经期抑郁症患者31例,总有效率达90.32%,显效率为58.06%;彭光超以柴胡加龙骨牡蛎汤加减治疗更年期综合征385例,获满意疗效;孙松涛以柴胡加龙骨

---

[1] 刘渡舟:《伤寒论十四讲》,天津科学技术出版社1982年版,第107页。

牡蛎汤加减治疗广泛性焦虑症的患者;李仁灿以柴胡加龙骨牡蛎汤加减治疗经期前后情志异常的患者;汤明甫用柴胡加龙骨牡蛎汤加减治疗癔症;王群生以柴胡加龙骨牡蛎汤加减治疗情志焦虑和痛苦的强迫症患者 32 例,有效率为 81.25%;张家驹以柴胡加龙骨牡蛎汤加减治疗恐怖性神经症的患者;袁金英等用柴胡加龙骨牡蛎汤加减治疗以情绪不稳定、冲动任性、注意力不集中、动作过多等为主要表现的注意缺陷多动障碍的儿童 32 例,总有效率为 90.6%;魏磊用柴胡加龙骨牡蛎汤加减治疗考生在高考之前的紧张综合征;吴文霞等用柴胡加龙骨牡蛎汤治疗 2 型糖尿病患者的痛性神经病变伴抑郁症症表现。

2. 方药证治分析

关于柴胡加龙骨牡蛎汤的方义,在王子接《绛雪园古方选注》中有一段精彩的解说:"柴胡引升阳药以升阳,大黄引阴药以就阴,参、草助阳明之神明,即所以益心虚也;茯苓、半夏、生姜启少阳三焦之枢机,即所以通心机也;龙骨、牡蛎入阴摄神,镇东方甲、乙之魂,即所以镇心惊也;龙、牡顽纯之质,佐桂枝即灵;邪入烦惊,痰气固结于阴分,用铅丹以坠。至于心经浮越之邪,借少阳枢转出于太阳,即从兹收安内攘外之功矣。"

笔者认为,符合柴胡加龙骨牡蛎汤证的郁证患者大多具有肝胆"体虚而用实"的病理特点,导致肝魂不能安镇或扰及心神而出现神魂不安、多惊易扰等临床表现。针对此病证特点,柴胡加龙骨牡蛎汤可补肝体、镇肝魂、除肝邪,兼以安心,如此则魂定而神安,诸郁难存。

四、柴胡桂枝汤

柴胡桂枝汤出自《伤寒论·辨少阳病脉证并治》,是治疗太阳与少阳并病的方子。本方由小柴胡汤和桂枝汤各取剂量之半合而成方,临床应用广泛,常用于治疗发热、咳嗽、胁痛、胃脘痛、呕吐等。

1. 古今相关应用

古代医家对柴胡桂枝汤的运用多局限于外感及疟证,笔者翻阅古代文献未曾发现以柴胡桂枝汤治疗郁证的记载,而在现代临床中关于运用柴胡桂枝汤解郁的报道就非常丰富了。如:樊纪民等以柴胡桂枝汤加减治疗妇女更年期综合征 56 例,总有效率达 94.64%;王国菊等以柴胡桂枝汤加减治疗神经官能症;冯驭臣等以柴胡桂枝汤加减治疗焦虑性神经症性头痛的患者 23 例,有效率达 86.9％；冯驭臣还通过调查广州市中医医院以疼痛性躯体症状为主诉的广泛性焦虑症患者以及随机平行对照临床研究发现：柴胡桂枝汤加减对此类患者的临床疗效可靠且可获得持续性的改善；日本医生小崎武以柴胡桂枝汤提取剂治疗儿童的精神型起立性调节障碍；孙学平以柴胡桂枝汤加减治疗抑郁症 35 例,有效率为 87.5％；孟杰等以柴胡桂枝汤加减治疗自主神经功能紊乱 53 例,有效率达 98.11％；曲艳津以柴胡桂枝汤加减治疗因家庭纠纷抑郁恼怒而出现的郁证。

2. 方药证治分析

柴胡桂枝汤由柴胡汤和桂枝汤合方而成,由其制方分析,柴胡桂枝汤所主之郁证应以肝郁气滞为初始病机,病位以肝、心、脾为主,临床表现为情志不遂、心烦易怒以及支节烦疼、胸胁满闷等躯体症状。对此,方中小柴胡汤攻补兼施,不仅枢转少阳,调和脾胃,更能调畅气机,宣通内外；桂枝汤温通心脉,通达营卫,且能化气以调阴阳,二者合用,疏利肝胆气机,调达肝胆脾胃之阴阳,共促疏肝达郁之功。

第四节　少阴病篇的解郁经方

一、黄连阿胶汤

黄连阿胶汤出自《伤寒论·辨少阴病脉证并治》,是治疗少阴热化证的一张方子,功用滋阴清热,交通心肾,主治阴虚火旺的心烦不得卧,临床上常用于治疗精神方面的病变如失眠症、躁狂症、神经衰弱等,以及多种血证如咯血、尿血、子宫功能性出血等。

1. 古今相关应用

清代的《张聿青医案》中记载着这样一个病案：一女子因情志不畅而导致木郁生火,肝火散越,内热日久不退,咽中热冲,头目昏晕,脉弦大而数,舌红无苔。医者虑其肝火灼烁,阴津日耗,水源有必尽之势,而草木之品无情,恐难回情志之病,故以黄连阿胶汤加减以救厥少二阴之阴,而泻厥少二阴之火。另据《退庵医案》的记载,凌涁治一妇人,该妇人素体阴虚,后因故情怀抑郁,遂致五志之火燔灼于内,症见寐中盗汗,汗出指麻肌冷,掌心灼热,头晕,口苦,食欲缺乏,便艰,舌根黄腻,脉细数,医以黄连阿胶汤加味治之而愈。

现代临床使用黄连阿胶汤解郁的案例非常多且疗效显著。如：徐国祥以黄连阿胶汤加减治疗抑郁症 38 例，总有效率为 92％；陈大蓉等以黄连阿胶胶囊治疗更年期综合征 90 例，总有效率为 94％；佀雪平等治疗妇女在围绝经期的抑郁症 30 例，总有效率为 90.0％；王新本等以黄连阿胶汤加减治疗心肾不交型的焦虑症患者 200 例，总有效率达 88.0％；余琴华等以黄连阿胶汤合芪棱汤加减治疗脑卒中后焦虑状态的患者 34 例，临床总有效率达82.4％；赵玉堂通过小鼠实验发现，黄连阿胶汤可以通过调节 GABA 能神经元的释放发挥其抗焦虑的效用[①]；张银萍等以加味黄连阿胶饮治疗男性更年期综合征；朱晓宏以黄连阿胶汤加减治疗妇女更年期易怒、失眠 40 例，总有效率为 92.5％；王霞以黄连阿胶汤加减治疗神经衰弱的患者 60 例，结果痊愈 47 例，好转 13 例；刘安庆用黄连阿胶汤加减治疗阿片瘾戒断症状 8例，取得满意疗效。

2. 方药证治分析

黄连阿胶汤由黄连、黄芩、芍药、鸡子黄和阿胶 5 味药组成。由其制方分析，黄连阿胶汤所主之郁证应具有阴液亏虚的特点，患者或为素体阴虚，或为因病伤阴，或情志郁火伤阴，阴伤日久则虚火亢旺，肾水渐亏不能上济心火，火扰心神则神乱不得安，心神被扰则愈加影响情志的畅达而郁更甚矣。另一方面，脑为元神之府，肾主骨生髓而上济元神，肾水亏竭则元神亏虚而神衰志郁。

针对此类郁证，方中以黄连入心，清火以补心，芩与连同用可助其清火之功；芍药和血以育阴；阿胶与鸡子黄为血肉有情之品，阿胶能入肾滋阴，鸡子黄滋养心血，二者合用，滋上清下，交通心肾，则心肾得安而神调郁除。需要注意的是，在服用过程中，鸡子黄为生用搅入温药之中，方能保其氤氲之性而使连结心肾之能功专力宏。

二、四逆散

四逆散出自《伤寒论·辨少阴病脉证并治》，用于治疗因阳郁而导致的四肢厥逆证，亦是疏肝理气类的名方，现代临床多用于肝胃气滞、肝脾不调

---

① 参见赵玉堂：《黄连阿胶汤对高架十字迷宫焦虑大鼠模型的影响》，载《中国实验方剂学杂志》2012 年第 20 期。

的消化系统疾病以及肝郁气滞的乳房胀痛、月经不调等妇科疾病和郁证等。

1. 古今相关应用

在《肯堂医论》的记载中,明代王肯堂曾治一患者,该患者始由气郁不舒而伤肝,后以肉羹为补,以致强哽损伤脾胃,日久则热入胸胁,后致谵妄呼笑,精神涣散。医者以四逆散散热逐邪,加人参补益元气,患者遂气复邪散而生矣。

由于四逆散开郁散结效果极佳,临床常用其原方或化裁来治疗郁证。如:王文友以四逆散加减治疗抑郁症;陈瑞春用四逆散治愈梅核气的患者;何玲等运用四逆散加减治疗伴随抑郁或焦虑状态的餐后不适综合征患者49例,总有效率为 87.8%;郑玉等以四逆散加减治疗功能性消化不良合并抑郁症的老年患者 30 例,总有效率达 90%;杨迎民以加味四逆散治疗缺血性脑中风后出现抑郁症表现的患者 44 例,总有效率为 90.9%;李健以四逆散加减治疗妇女绝经前后诸证;李桦等以四逆散合六味地黄汤加减治疗女性更年期失眠症的患者 22 例,总有效率为 95.5%;盛循卿以四逆散加味治疗癔症和更年期综合征的患者;王勇以四逆散合甘麦大枣汤治愈产褥期抑郁症的患者;陈小英以四逆散加减治疗手足不温伴情志抑郁、胸胁满痛的患者 38 例,总有效率为 94.74%;冯鑫等以四逆散加味方治疗 30 例糖尿病伴有肝郁证的患者,各症状改善的平均总有效率为 94.2%;童彩玲等以四逆散加减治疗郁证引发的乳腺增生病 60 例,总有效率为 96.67%;谭刚应用四逆散加减治疗男性郁证 3 例,包括功能性不射精症、勃起功能障碍以及慢性支原体感染性前列腺炎;邱玲玲以四逆散合升降散治疗紧张性头痛的患者。

2. 方药证治分析

由制方分析,四逆散所主之郁证为阳郁不通型郁证。患者情志不畅,气机郁滞,以致少阴枢机不利以及中焦枢纽壅塞,阳郁气结于中而出现阳郁神颓、情绪低落等阳郁症状以及胸闷痞塞、喜叹息等气结症状。此外,有些患者还会伴有嗳气、呃逆、腹胀、腹痛等消化系统症状。

针对此类型的郁证,四逆散发挥了出色的透阳解郁,疏肝理脾之功。首先,柴胡疏散阳邪,疏肝散郁,芍药养肝柔肝,通痹消积,二药合用,疏泄肝之气血;枳实破气消痞,甘草补中益气,二药同调脾胃之气。全方仅 4 味药而功专力宏,破郁散结而神得安。

三、四逆汤

四逆汤出自《伤寒论·辨少阴病脉证并治》和《金匮要略·呕吐哕下利病脉证治第十七》,为回阳救逆的代表方,常用于治疗少阴阳虚阴盛及阴盛格阳证。

1. 古今相关应用

笔者在古代文献中未发现有以四逆汤治疗郁证的记载,但在现代文献中,张玉辉以四逆汤合甘麦大枣汤加减治疗急躁易怒,易紧张,胸闷憋气,失眠的女性更年期焦虑症患者,5剂而病去大半。

2. 方药证治分析

四逆汤由甘草、干姜和附子3味药组成,与干姜附子汤之组成极为相像,因此可以分析出,本方所主之郁证亦为肾阳虚衰型,以干姜、附子温肾助阳。不同的是,四逆汤中干姜用量比干姜附子汤中要多出半两,故其培阳之力要强于干姜附子汤,且四逆汤中加甘草二两,意在缓图,而干姜附子汤采用顿服法,意在速决,因此,四逆汤是治疗肾阳虚衰型郁证的功强效长之方。

第五节 厥阴病篇的解郁经方

一、乌梅丸

乌梅丸一方出自于《伤寒论·辨厥阴病脉证并治》和《金匮要略·趺蹶手指臂肿转筋阴狐疝蛔虫病脉证治第十九》,被广泛认为是厥阴病的主方,在《伤寒论》和《金匮要略》的论述中均用于治疗上热下寒的蛔厥以及久利等病证。此方功在清上热、温下寒、调气血,临床上常用于治疗大肠湿热与脾肾阳虚同时并见的慢性溃疡性结肠炎。

1. 古今相关应用

乌梅丸的解郁功效在一些古代文献的叙述里已经初见萌芽。如柯韵伯在《伤寒来苏集·伤寒论翼·六经正义第二》中写道:"仲景制乌梅丸方……通理气血,调和三焦。"文字中提到的"通理气血、调和三焦"即为乌梅丸解郁的机理。又如《本草纲目·主治》第三卷《百病主治药》中提到,治疗癫狂证可用驴脂和乌梅丸同服,癫狂证虽然不能等同于郁证,但这也为乌梅丸可以调醒神志而解郁提供了一个佐证。此外,在近代医家邹亦仲的医案《邹亦仲医案新编》中记载了一个治疗时感郁结两相缪辗的医案:医者辨其为邪感将退而郁结加之,为肝气不舒的问题,遂以逍遥散治之,不效;后虑逍遥散只可解肝气之抑郁,无法调肝家之阴阳,又想到陈修园曾谓"乌梅丸治肝郁有专长",故予试之,二剂而病愈。

现代临床运用乌梅丸治疗郁证的例子也非常多。如:蒋俊民用乌梅丸治疗一名因单位人事变动而心绪不宁、失眠的患者,1剂即可入睡;杨合增等用乌梅丸治疗神情呆滞,反应迟钝,沉默寡言,消极厌世,昼夜不寐的抑郁症患者;陈永灿用乌梅丸加减治疗一例咽部阻塞感伴焦虑、神疲、夜寐不安的患者和一例情绪低落,精神不振的长期抑郁症患者,疗效显著;笔者发现乌梅丸煎剂对网瘾伴有情志抑郁表现的青少年具有较好的舒缓和调节作用;浦江晨等运用乌梅丸治疗更年期综合征胸闷、心烦、多疑、易激动、夜卧不安的妇女;贾爱芝用乌梅丸加减治疗更年期综合征106例,有效率达100%;宋力伟治疗围绝经期综合征寒热往来伴胸闷、心悸、多疑的患者,投以乌梅丸加山茱萸,诸症消失;薛伯寿老先生治疗一女子的癔症,此女因家事冗繁导致情志抑郁,哭笑无常,忧郁自语,昼夜不得眠,被某医院诊为癔症,先生投以乌梅丸加减,病愈;常先前用乌梅丸治疗因争吵导致情志抑郁、痞闷阻塞的顽固性呃逆;滕晶用乌梅丸方加减,有效地缓解了患者的烦躁不安状态;此外,郝宪恩等用乌梅丸加减治疗心血管神经症表现为情志刺激、焦虑、失眠的患者50例,总有效率达92%;李士懋先生用乌梅丸加减治疗一名24岁男性的精力不济,学习效率低下,寐不安等精神懈怠状态,以及一名63岁男性随情志波动而加重的奔豚证,效果颇佳。

2. 方药证治分析

乌梅丸的解郁功效是与其精巧的制方特点密切相关的。其一,乌梅丸组方中苦味的黄连、黄柏以及细辛、干姜、附子、蜀椒和桂枝等大量辛味药物构成了苦辛法,苦辛配伍,着眼于调整气机,苦味可泄,辛味可散,现代逐渐发展为辛开苦降之法,辛苦并用,通达上下内外气机。苦辛之用,理气解郁,再加以味酸益肝的乌梅以及补血养气的当归和人参,补肝体、疏肝用,养心血、安心神,诸逆得通,诸虚得补,则郁迎刃而解之。其二,刘沈林认为,乌梅丸的配伍有3个特点,酸味的乌梅丸和苦寒的黄连组成酸苦合法,辛温的干姜、附子和苦寒的黄连、黄柏寒温并用,再加上人参、当归补泻兼施,看上去五味杂陈,实则有章法可依,配伍出了温肝阳、泻郁火的功效,这也是其解郁功效得以发挥的基础。[①] 其三,方中黄连清心泻火,桂枝、干姜、附子温阳助肾,此配伍水火既济、阴阳相调,共奏交通心肾、清心安神解郁之功。

除此以外,与其他的解郁方剂相比,乌梅丸解郁还有其独到之处,对久治不愈、寒热错杂型的郁证尤其显效。此类郁证以上热下寒、虚实夹杂为基本病机,患者的情志异常等表现常呈阵发性发作,发时可有焦躁不安、惶惶不知所为、寝食均不得宁等表现,且此类郁证常迁延日久,常规的疏肝解郁方剂难以撼其根本。对此郁证,乌梅丸可发挥其特有的清上温下、攻补兼施之力,使热清寒温、实泻虚补,则阴阳调顺而郁自退也。

二、当归四逆汤

当归四逆汤出自《伤寒论·辨厥阴病脉证并治》,具有良好的养血散寒之功,为温经通脉第一品方,临床上常被用来治疗寒凝腹痛、冻伤、闭经、痛经等虚寒与疼痛并见的病证。

1. 古今相关应用

关于运用当归四逆汤来治疗郁证,清代的罗越峰在《疑难急症简方》中提到:"肝气之病,先贤不道,而又今世得此疾者甚多,以致后人治无头绪。曾见绍城时贤……凡遇此症,不外建中汤、小柴胡汤、逍遥散、当归四逆汤等加减,治效多多,诚足法也。"由此段描述可以推测出,当归四逆汤梳理肝气治疗肝郁气滞型郁证的功效应与小柴胡汤及逍遥散等相当。现代以来,丁德正运用当归四逆汤加减治疗分裂情感症、强迫性神经症以及隐匿性忧郁症的患者,均取得了令人满意的疗效。

2. 方药证治分析

当归四逆汤由当归、桂枝、芍药、细辛、炙甘草、通草以及大枣7味药组成。由此制方分析,其所主之郁证患者平素多为肝虚血少,当遇到较大的情志波动时,极有可能因肝虚调畅功能减弱而导致疏泄不及,由此造成一系列的情志、气血郁滞状态而形成郁证。方中当归、芍药养肝和血,桂枝温阳通脉,三药合用,补肝体而实肝用;又因肝欲散,以辛散之,故用细辛之辛;肝苦急,以甘缓之,故用炙甘草、大枣之甘;另有通草疏通血脉。全方以肝为重心,养肝疏肝,通阳散结,梳理气血而行解郁之功。

---

① 参见刘沈林:《乌梅丸法治疗慢性难治性肠病临证心悟》,载《江苏中医药》2009年第3期。

第六章　杂病中的解郁经方

一、百合地黄汤

百合地黄汤出自《金匮要略·百合狐惑阴阳毒病脉证治第三》，是治疗百合病的经典方，临床常用于治疗失眠、焦虑症、抑郁症、更年期综合征等神经系统疾病。关于百合病的病机观点很多，其中陈大权认为，百合病病位以心为主要，与肾关系密切，病机与阴虚和瘀血相关。

1. 古今相关应用

在清代心禅僧的《一得集》中记载着这样一则医案：定庠生金彩眉，尝有湿温在络失于清解，后因丧偶悲郁，兼有烟癖，以致耗伤精血，烦躁不寐，目不交睫者匝月。日间坐卧不安，百感交集，欲食而不能食，欲卧而不能卧，饮食或宜或不宜。医者诊为百合病，与百合地黄汤加清降痰火之品，后愈。

现代以来，百合地黄汤在郁证中的运用已经远远超越了百合病的范畴，拓展到了更加丰富的郁证领域。如：全世建以百合地黄汤加减治疗抑郁症；金杰等用加味百合地黄汤治疗抑郁性神经症 35 例，总有效率达 85.71%；聂皎等用百合地黄汤加减治疗慢性心力衰竭合并抑郁状态的患者；陈微等运用百合地黄汤加减治疗脑卒中后的抑郁症患者；徐文君等以百合地黄汤加减治疗老年抑郁症患者；白国生和张士金分别以百合地黄汤加味和百合地黄汤加味联合西药治疗更年期郁证，均取得满意疗效；李运兰和冯雷分别以百合地黄汤加减治疗妇女更年期综合征，亦获效甚佳；闫福庆以百合地黄汤加减治疗广泛性焦虑；张景凤等用加味百合地黄汤治疗中风后焦虑状态的患者 50 例，总有效率达 92%；胡辰生等以百合地黄汤加减治疗癔症；梁来德等运用百合地黄汤加减治疗嚎叫哭泣症；王鹭霞用百合地黄汤加减治愈思虑过度和精神紧张的经前失眠患者。

2. 方药证治分析

百合地黄汤所主之郁证多为心肾阴虚,瘀血为患。患者情志不遂,忧怀伤心,心阴暗耗,日久则肾为所累,此外,情志不遂,气血运行障碍,再加阴血亏耗,日久则瘀血成焉,瘀血既成,愈加阻碍心神清明,神识不灵则病者常神情默默而饮食、行、卧皆不得状,病况益甚。

对此,百合地黄汤由百合与生地黄汁两味药组成,其中百合七枚,可清心安神除邪气;生地黄汁一升,可滋阴益肾逐瘀血,二药合用则心肾得滋助,神识得清养,瘀血得祛除而郁自散矣。需要注意的是,现代郁证病机多较复杂,而百合地黄汤所主之郁证病机相对单一,故在临床实践中百合地黄汤常加减化裁或与他方相兼同用,临床疗效更佳。

二、奔豚汤

奔豚汤出自《金匮要略·奔豚气病脉证治第八》,是治疗肝郁化热型奔豚气病的代表方。本方的应用范围并不是很广泛,古代医家主要用本方来治疗气上冲胸、腹痛、往来寒热的奔豚气病,现代主要用于治疗癔症、神经官能症、肝胆疾患等符合本方主证及病机的疾病。

1. 古今相关应用

历代医家对奔豚汤的记述较多。如东晋陈延之的《小品方》中有云:"忧思奔豚者,气满支心,心下烦乱,不欲闻人入声,发作有时,乍差乍剧,吸吸短气,手足厥逆,内烦结痛,温温欲呕,众师不知,呼有触忤,奔豚汤主之","若新亡财,为县官所捕迫,从惊恐者,治用鸱头铅丹,复余物未定,所言奔豚者,病患气息逆喘迫上,如豚奔走之状,奔豚汤主之","奔豚汤,治虚劳五脏气之损,游气归上,上走时若群豚相逐憧憧,时气来便自如坐惊梦……喜怒无常,耳聋,目视无精方"。这些文字详细地描述了奔豚汤所治疗的因情志忧思或惊恐而导致气机上迫冲心、心神不定、喜怒无常的病证。

现代临床运用奔豚汤治疗情志病的记载就更多了。如:史先芬等运用奔豚汤加减治疗 50 例抑郁症的患者,总有效率达 90%,临床疗效令人满意;马文奇用奔豚汤加减治疗经前期紧张综合征、神经性头痛以及癔症,疗效颇佳;陈洪群用奔豚汤加减治疗脏躁;曹汉明分别以奔豚汤原方及加味方治疗胃肠神经官能症 2 例,药到病除;杨晓以奔豚汤加减治疗焦虑性神经官能症 26 例,总有效率高达 100%;李文生等用奔豚汤加减治疗心脏神经官能症;宋珺等用奔豚汤加减治疗惊恐发作;童舜华以奔豚汤加减治疗精神分裂症及神经官能症各 1 例,效果良好;俞长荣以奔豚汤加减治愈梅核气。

2. 方药证治分析

奔豚汤所解之郁证具有冲气上逆的病症表现,此类郁证患者多由惊恐恼怒而起,因七情失度导致肝木郁滞,木病则脾土被贼,土虚又招致水来侮,木邪奔发,郁结之肝气携肾水循冲脉上逆冲胸而成此证。

奔豚汤由甘草、川芎、当归、半夏、黄芩、葛根、芍药、生姜和甘李根白皮9 味药组成,方中黄芩、葛根清火平肝;川芎、当归、芍药养肝,疏肝,调肝;半夏、生姜和胃降逆;甘草培补中土;再配以止心烦,逆奔气的甘李根白皮,全方共奏养血调肝,降逆舒郁之功。

三、半夏厚朴汤

半夏厚朴汤出自《金匮要略·妇人杂病脉证并治第二十二》,是治疗梅核气的主方。本方的主要功效为化痰消郁,除了治疗梅核气有出色的疗效外,本方还常常用于其他痰气郁结证型的郁证,效果亦令人满意。

1. 古今相关应用

关于半夏厚朴汤解郁的应用,古代文献记载有很多。张璐《医通祖方》中有云:"半夏厚朴汤治气结成疾,状如破絮,成如梅核结在咽喉,咯不出,咽不下,中脘痞满,气郁不舒,恶心呕逆,一切郁证初起属实者。"清代高学山也在为《金匮要略》注解时说:"妇人心境逼窄,凡忧思愤闷,则气郁于胸分而不散……故以降逆之半夏为君,佐以开郁之厚朴,宣郁之生姜,加渗湿之茯苓,以去郁气之依辅。散邪之苏叶,以去郁气之勾结。则下降旁散,而留气无所容矣。"此外,陈元犀还在《金匮方歌括》中提到,后人以半夏厚朴汤变其分两,用治胸腹满闷呕逆等症,名为七气汤,以治七情之病。

因半夏厚朴汤本就是为治疗妇女郁证而创立的缘故,本方在临床解郁证治中应用非常多。如:马青芳用半夏厚朴汤加减治疗梅核气 42 例,刘立忠用半夏厚朴汤加减治疗梅核气 38 例,均获满意疗效;王慧敏等用半夏厚朴汤加减治疗儿童的梅核气,效果也颇佳;马惠等以半夏厚朴汤加减治疗抑郁症以及七情郁结导致的呃逆;李丽娜等以半夏厚朴汤加味治疗躯体症状占优势的抑郁症;姜博等以半夏厚朴汤加味治疗脑卒中后出现的轻中度抑郁症;许蕾以半夏厚朴汤合六君子汤治疗胃癌术后的抑郁症;孔令贺以半夏厚朴汤加减治疗心神不安的患者；齐向华以半夏厚朴汤加减治疗患者的"思虑过度状态"；林田以半夏厚朴汤加减治疗胃神经官能症以及癔症；张文才用半夏厚朴汤加减治疗癔症性瘫痪；洪丽霞等通过临床对照实验研究发现，运用半夏厚朴汤加减合并西酞普兰治疗产后抑郁症的有效率和显效率分别为 95.58% 和 83.51%[1]，高于对照组的 83.16% 和 61.05%[1]；丁德正运用半夏厚朴汤加减治疗癔症性精神发作、焦虑性神经症和忧郁症；冯来福等以半夏厚朴汤加减治疗奔豚气病；刘丽明运用半夏厚朴汤加减治疗更年期综合征；谢纪源用半夏厚朴汤加减治疗精神分裂症和脑震荡后的癫狂后遗症；黄德彬等用半夏厚朴汤加味治疗海洛因依赖脱毒后稽延性戒断症状，该症状主要包括失眠、焦虑、急躁和内分泌紊乱等，属于中医郁证的范畴；李晶晶等通过观察大鼠尿样代谢物组的变化证明，半夏厚朴汤确有抗抑郁样作用[2]；马占强等也通过大鼠实验发现，半夏厚朴汤可以调节抑郁动物脑内单胺类水平，还可清除脑部自由基，提高脑部抗氧化酶的活性以达到抗抑郁的作用。[3]

2. 方药证治分析

半夏厚朴汤证的病机关键是痰气郁结，此病患者多为痰郁体质，平素心境较为窄仄，若适逢忧思惊恐等七情的过度损伤，则易造成气机的阻滞不通，气滞则更易生痰，痰气交结在一起，若阻于咽喉则咽喉如有异物梗塞，吞之不下，吐之不出，若结于胸胁则心胸满闷，胁肋胀满而喜叹息。

对于此类郁证，半夏厚朴汤以化痰散结、行气开郁之功取效。本方由半夏、厚朴、茯苓、生姜和苏叶 5 味药组成，其中半夏、生姜味辛以化痰散结；厚朴味苦，降泄逆气的同时兼以清心；佐以芳香的苏叶，宣气解郁；最后辅以化痰运脾的茯苓，健脾以绝生痰之源。全方共奏辛开苦降，化痰开郁之功。

四、甘麦大枣汤

甘麦大枣汤出自《金匮要略·妇人杂病脉证并治第二十二》，是用于治疗脏躁的一张名方，本方制方精简，取材方便，疗效显著，无论在古代还是现

---

① 参见洪丽霞、张艳：《半夏厚朴汤合并西酞普兰对产后抑郁症疗效的对照研究》，载《精神医学杂志》2012 年第 1 期。

② 参见李晶晶：《半夏厚朴汤抗抑郁的代谢组学研究》，载《科学技术与工程》2014 年第 28 期。

③ 参见马占强：《半夏厚朴汤抗抑郁作用——改善脑内氧化应激水平》，载《药学与临床研究》2014 年第 3 期。

代都是临床使用频率非常高的方子。

1. 古今相关应用

在古代医案《松心医案笔记》中记载着这样一则医案:王纶音忽得怪病,笑时即泪出,必大恸而后快,医者虑其为心、肝二部之火所致,因心忧则肝气郁矣,遂予甘麦大枣汤加味治之,病愈。另有南宋许叔微治一妇人,该妇人病发则无故悲泣不止,医急令其服甘麦大枣汤,数剂而愈。

现代临床运用甘麦大枣汤治疗郁证的案例非常多。如:庞志英以甘麦大枣汤加减治疗脏躁患者 32 例,有效率为 81.0%;徐天舒等以加味甘麦大枣汤治疗抑郁症 32 例,总有效率达 84.4%;杨秋霞等以甘麦大枣解郁汤治疗老年抑郁症的患者;郑锦英以甘麦大枣汤合酸枣仁汤加减治疗脑卒中后抑郁症;张爱萍以甘麦大枣汤合逍遥散加减治疗乳腺癌伴有抑郁症的患者;谢珍以甘麦大枣汤合归脾汤加减治疗更年期抑郁症 57 例,总有效率达 96.49%;柳艳弘用甘麦大枣汤合归脾汤治疗妇女在围绝经期出现的心悸怔忡;何慕清以甘麦大枣汤合温胆汤加减治疗妇女更年期综合征 30 例,总有效率为 93.3%;刘爱琴以甘麦大枣汤合六味地黄汤加减治疗男性更年期综合征患者 35 例,总有效率为 91.4%;张常春以复方甘麦大枣汤治疗紧张、焦虑的神经衰弱患者;张慧珍以甘麦大枣汤合酸枣仁汤加减治疗精神失常症 46 例,有效率为 93.5%;易献春以甘麦大枣汤加减治疗歇斯底里精神性发作;贾玉莲等以甘麦大枣汤加减配合心理干预治疗一过性精神失常 69 例,有效率达 97%;李志雄以甘麦大枣汤加减治疗考试紧张综合征;雷蕴瑛以甘麦大枣汤加减治愈 2 例癔症性黑蒙症;李继源以针刺合甘麦大枣汤加减治愈 12 位妇女的集体性癔症发作;燕迅之以甘麦大枣汤加减治愈 1 例疑病症患者;张朝卿以甘麦大枣汤加减治愈焦虑症;魏丽等以甘麦大枣汤加味配合心理干预解除孕妇的恐惧和焦虑;孟庆英以甘麦大枣汤加减治疗儿童恐怖症 15 例,结果痊愈 13 例,好转 1 例,无效 1 例。

2. 方药证治分析

甘麦大枣汤所主之郁证多以心脾两虚为要。心为神明之主,患者七情失宜、心志不遂则首伤心神,心神受伤则精神恍惚,神思不定,心哀神颓而常悲伤欲哭。除了心神亏虚以外,脾土虚衰也是一病机关键,心为脾之母,脾虚一则不能化物濡养以安心神,二则子虚则盗母气以自救而更耗心气,故脾土虚则心母亦难安。

　　甘麦大枣汤由甘草、小麦和大枣 3 味药组成。关于其制方要义，徐忠可在《金匮要略论注》中解述道："小麦能和肝阴之客热，而养心液，且有消烦利溲止汗之功，故以为君。甘草泻心火而和胃，故以为臣。大枣调胃，而利其上壅之燥，故以为佐。盖病本于血，心为血主，肝之子也，心火泻而土气和，则胃气下达。肺脏润，肝气调，躁止而病自除也。补脾气者，火为土之母，心得所养，则火能生土也。"此外，王子接《绛雪园古方选注》中有云："小麦，苦谷也。经言心病宜食麦者，以苦补之也。心系急则悲，甘草、大枣甘以缓其急也，缓急则云泻心。然立方之义，苦生甘是生法，而非制法，故仍属补心。"以上两段话即是对甘麦大枣汤功能补心益脾、调肝养神以舒郁的最佳阐释。

　　五脏六腑皆令人郁，非独肝也。肝主情志，主疏泄与调畅气机，情志异常与肝气的疏泄功能失常密切相关，故治疗郁证时应着重调理肝气。然而，虽然调畅情志的主脏为肝，但从解郁经方的临床应用来看，郁证所涉及的病位五脏俱全。如治疗肺气郁闭的麻黄汤和大青龙汤，治疗心阳虚的桂枝甘草龙骨牡蛎汤，治疗肝气不疏的柴胡类方，治疗脾虚的茯苓桂枝白术甘草汤和治疗肾阴不足的黄连阿胶汤。人体是一个有机的统一体，任何一个脏腑的气机改变都会对全身气机造成影响而可能导致郁证的发生。在郁证的临证治疗中，我们应审因论证，明辨病机，既要重视调肝在郁证治疗中的作用，又要杜绝"治郁先行气"与"治郁先疏肝"的理念先入为主，切实做到从根本上消郁散结而非疏一时之气结。

第七章　中医对抑郁症的其他治疗方法

抑郁症为本虚标实之证,病程较长,用药不易峻猛,以防伤正。以实证为主的治疗过程中,应该注意理气而不要耗气,活血不能伤血,清热而不伤脾胃,祛痰而不伤正,并根据病情适当予以益气滋阴养血之品。以虚证为主的治疗时,应注意补益心脾而不过于燥烈,滋养肝肾而不过于滋腻,并略加行气活血之品,以防阻碍脏气,内生实邪。对于虚实夹杂者,应依据病情,调整攻补的比例,做到攻补兼施,补而不滞,攻而不过。对于实证初起,实邪扰动脑神、心神者,当调理脏腑机能,祛除实邪,颐脑解郁,宁心安神。而对于出现脑神失养,脑神机能低下者,则必须注重补气养血,益精填髓,方能使脑神得养,神机得运,而诸症自消。攻补兼施、理气开郁、怡情易性是治疗抑郁症的基本原则。对于抑郁症的实证,首先要理气开郁,并根据是否有血瘀、化火、痰结、湿滞、食积等而分别采用活血、降火、化痰、祛湿、消食等法。虚证需要根据所损及的脏腑及气血阴阳亏虚的不同而补之,可采用养心安神、补肾益脑、调理脾胃、滋养肝肾等方法。虚实兼杂者,则需视虚实的偏重而虚实兼顾,如肝郁脾虚者宜健脾疏肝,肾虚肝郁者宜益肾疏肝、补益肾元。

此外,除了要辨证进行药物治疗,精神治疗对抑郁症十分重要,即如《临证指南医案》所言:"郁病全在病者能移情易性。"因此,心理疏导亦很重要。此外还有单验方及食疗治疗法、注射剂、功法、中成药等治疗方法。

第一节　单方验方

一、合欢饮

合欢花、白蒺藜、香附各 10～15 g,香橼 5～10 g,佛手、甘松、甘草各

3～5 g,水煎服。治疗肝气郁结证。

二、佛手金柑饮

佛手 3～5 片,金柑 3～5 枚,开水泡饮代茶。适应证:用于肝气郁结之轻证、心情不舒畅、咽喉哽噎不适、食欲不佳、口干欲饮者。

第二节　注射剂及中成药

一、注射剂

刺五加注射液 100 毫升静点,每日 1 次,疗程为 14～21 天。

刺五加,其味辛、微苦,性温,入肾、心、脾经。具有补肾养心、益气健脾安神之功。现代药理研究证明:刺五加具有提高运动和感觉的中枢稳定性、镇静、改善睡眠的作用,并有抗疲劳、抗应激及调节内分泌作用。经临床应用有改善情绪、睡眠,稳定心境的作用。

二、中成药

脑安胶囊 2 粒,每日 2 次,口服,疗程为 14～21 天。

该药具有活血化瘀、改善脑循环、调节脑代谢的作用,从而改善情绪低落、心神不宁等症状。

第三节　针灸治疗及导引疗法

一、针灸治疗

郁证易导致心失所养,心神惑乱,而出现多种多样的临床表现。因此,发作时,可根据具体病情选用适当的穴位进行针刺治疗,并结合心理干预以控制发作,减轻症状,常获良效。一般选内关、神门、后溪、三阴交等穴位。根据具体症状,随症加减治疗,如伴上肢抽动者,配曲池、合谷;伴下肢抽动者,配阳陵泉、昆仑;伴喘促气急者,配膻中。

主要仍以辨证论治进行针灸治疗,按照证型行针取穴。

1.肝气郁结

期门、太冲、阳陵泉、支沟、内关、足三里。如气郁化火加日月。

针用泻法,每日 1 次,每次 30 分钟,留针 10 分钟行针 1 次。

2.肝郁脾虚

肝俞、太冲、脾俞、丰隆、神门。

针用泻法,每日 1 次,每次 30 分钟,留针 10 分钟行针 1 次。

3.心胆气虚

心俞、胆俞、阳陵泉、丘墟。

针用补法加灸,每日 1 次,每次 30 分钟,留针 10 分钟行针 1 次。

4.肝胆湿热

期门、日月、太溪、三阴交。

针用泻法,每日 1 次,每次 30 分钟,留针 10 分钟行针 1 次。

5.忧郁伤神

神门、通里、足三里、内关、三阴交、膻中、心俞。善惊易恐者,加胆俞、肝俞。

针用平补平泻法,每日 1 次,每次 30 分钟,留针 10 分钟行针 1 次。

6.心脾两虚

脾俞、心俞、神门、三阴交。

针用补法加灸,每日 1 次,每次 30 分钟,留针 10 分钟行针 1 次。

7.肾虚肝郁

百会、人中、印堂、极泉;配穴:内关、神门、涌泉。

针用补法,每日 1 次,每次 30 分钟,留针 10 分钟行针 1 次。

8.心肾不交

四神聪、神门、三阴交、心俞、肾俞、太溪。

针用平补平泻法,每日 1 次,每次 20 分钟,不留针或留针 10 分钟行针 1 次。

二、导引疗法

我国传统的导引气功等方法,对于强身健体和调神怡性都有着良好的效果,主要分动功和静功两类。动功功法是以舒缓的动作配合呼吸、意念,从而起到放松肢体和精神,调整情绪的作用。对于抑郁症的患者比较适合。

动功功法中功效比较肯定的有"八段锦""五禽戏""易筋经""太极拳"等,其中以"八段锦"简单易学、功效显著、省时简便,比较适合现代人练习。故本书对"八段锦"功夫加以介绍。

(一)功法简介

"八段锦"在宋代就已有流传,是一种站式武术导引功法。此后衍生成多种流派。大约在明代初年,出现了"坐式八段锦",于是将"站式八段锦"称为"武八段锦"或"外八段锦",而将"坐式八段锦"称为"文八段锦"或"内八段锦"。"坐式八段锦"传入嵩山少林寺后,被辑入《卫生易筋经》《内功图说》中,称其为"易筋经十二段锦"。本书介绍的是《中国武术实用大全》中收录的"武八段锦"。

(二)功法演练

预备势:直立垂臂,全身放松,双脚自然站立,与肩同宽,舌抵上腭,两目平视。

第一段　两手托天理三焦

动作:两手心朝上,两臂从体侧缓缓上举至头顶上方,双掌相合,手指相交叉,随即内旋翻掌朝上撑起。同时两脚跟尽量上提,仰头,眼看手背。然后,两掌外旋翻转手心向下,屈肘松肩,分手垂臂。同时脚跟下落着地,还原成直立预备势。

要求:上撑动作要有"托天"之意,两手向上相交叉时吸气,翻掌上托时呼气;又手下降至头顶时吸气,分手下垂还原时呼气。如此反复练习数遍。

第二段　左右开弓似射雕

动作:左脚向左松开一步,屈膝成马步,同时两臂屈肘抬起,右外左内在胸前交叉,眼看左手。左手拇、食二指撑开成"八"字,其余三指屈曲扣回。随即左手内旋塌腕成掌心向外,向左侧平推,同时右手松握拳,向右平拉,势如开弓。眼仍注视左手,此谓"左开弓"。然后,两手恢复于胸前交叉,左手在外右手在内,眼看右手,再做"右开弓",动作同于"左开弓",唯左右方向相反。

要求:要模仿拉弓射箭的姿势,开弓时两手用力缓缓撑拉,回收时亦似撑着弓弦缓缓放松。以吸气配合开弓,以呼气配合收回,如此左右反复数遍,恢复至预备势。

第三段　调理脾胃单举手

动作:并步直立,两手屈肘抬至胸前,大小臂与地面平行,双手掌心向下;左手内旋上举至头顶上方,手心向后下方,眼看上举之手;同时右手下按至右胯侧,手心向下,此谓"左举手"。然后,左手落下,右手抬起,双手平至胸前,再右手上举至头顶上方,左手下按至左胯侧,做"右举手"。

要求:以呼气配合上举下按,以吸气配合两手平至胸前,如此反复数遍,恢复至预备势。

第四段　五劳七伤往后瞧

动作:身体站立不动,唯头部慢慢向左、向后转动,眼看左后方,此谓"左后瞧"。然后,收回至原位,稍停片刻,再慢慢向右、向后转动,眼看右后方,做"右后瞧"。

要求:头部转动时,保持两足趾抓地,头微上顶,肢体正直不动。以呼气配合转头后瞧,以吸气配合转头复原,如此左右转动往后瞧,反复数遍。

第五段　摇头摆尾去心火

动作:左脚向左横开一步成马步,两手内旋,扶按于膝上,拇指向后外。头部向左下方摆,臀部向右上方摆,两臂随之左屈右伸,此谓"左摆";然后,头再向右下方摆,臀部向左上方摆,两臂随之右屈左伸,此谓"右摆"。最后,俯身使头和躯干由右向前、向左、向后成弧形摇动一圈,此"左摇";再使头和躯干由左向前、向右、向后成弧形摇动一圈,称"右摇"。

要求:摆摇之时,两足趾抓地,脚掌踏实,勿上下起伏。初学或年老体弱者,摆摇幅度可小些,速度可慢些。以呼气配合摆动,以吸气配合直身过渡动作;前俯摇动时呼气,后仰摇动时吸气。先做左右摆动各数遍,后做左右摇动各数遍,再回收至预备势。

第六段　两手攀足固肾腰

动作:上身后仰,同时两手手心自然贴身后移。上身再慢慢前屈弯腰,同时两手虎口张开朝下,手心贴大腿后侧随弯腰动作而下移至足跟(或移至本人所能达到的极限),抓握住保持片刻,再起身直立垂臂。

要求:动作要缓慢,全身要放松,攀足时必须要直膝,以吸气配合后仰,以呼气配合前屈弯腰,反复数遍,恢复至预备势。

第七段　攒拳怒目增气力

动作:两手握拳抱于腰间腹部两侧,掌心向上。同时两脚蹬地跳开成马步。两目向前怒视。左拳向前缓缓用力冲出,同时内旋小臂成拳心向下,呼吸七次,每呼气时,用意紧拳。呼吸七次后,左拳变掌,外旋成掌心向上,抓提成拳,再缓缓收抱于腰间腹侧,此谓"左前冲拳"。然后,换右拳向前缓缓用力冲出,做"右前冲拳",同于"左前冲拳",唯左右方向相反。再交替做左右侧冲拳,动作同于前冲拳,唯向左右侧方冲出。再做双冲拳,即两拳同时向前和向左右两侧同时冲出。最后,两脚蹬地跳起,落成并步,同时两拳变掌垂下,还原成预备势。

要求:练习时做到头、肩、臂、膝、脚平正,动作刚劲矫健。年老体弱者蹬跳不便,可用左脚向左横开一步成马步。

第八段　背后七颠百病消

动作:两手左里右外,交叠置于背后,手心向后。两足跟尽量上提,头上顶,足跟轻轻落下,接近地面而不着地,如此连续起落多次。

要求:以吸气配合提脚跟,以呼气配合落脚跟,颠动身体,使全身放松,最后脚跟落地,直立垂臂收功。

(三)注意事项

1. 练习以早晚为宜,练习环境最好清净、空气新鲜。饱食、饥饿、大怒后皆不宜练习。

2. 患者可根据自身情况,在全套练习的基础上,有针对性地练习其中某段,以固肾健脾、清心除烦。

3. 对于初学者及年老体弱患者,每段练习3~4次即可,如不能坚持全套练习,亦可选择其中几段进行反复练习。

4. 本功法简便易行,无内守入静等要求,可随时练习,随时停止。可作为工间操进行锻炼。

第四节　中医心理治疗

古代医家在治疗情志病时,强调"欲治其疾,先治其心"。心为君主之官,精神之所舍。《素问·灵兰秘典论》曰:"主不明则十二官危,使道闭塞而不通,形乃大伤","主明则下安,以此养生则寿"。在摄生方面,《黄帝内经》还强调"恬淡虚无""精神内守""形与神俱"。并提出了按季节调摄情志:"春三月……被(披)发缓形,以使志生","夏三月……使志无怒","秋三月……使志安宁","冬三月……使志若伏若匿"。南北朝时期陶弘景亦颇重视情志的调理,在《养性延命录·序》中指出:"多思则神殆,多念则志散,多欲则损志,多愁则心慑,多乐则意溢,多喜则忘错昏乱,多怒则百脉不定,多好则专迷不治,多恶则憔煎无欢","但当和心,少念,静虑,先去乱神犯性之事"。由此可以看出,对于情志疾病总以调神怡情、调畅心理为要。

除了提出需要保持心理平衡的原则外,我国古代医家在临床实践中,以阴阳、五行、道家思想等中国传统文化为基础,根据自己的临床经验,更提出和发展了许多行之有效的心理治疗方法。美国学者 J. Corille 曾高度评价中医心理疗法:"中国人首创'信仰治疗''转移兴趣''改变环境'。"当然 Corille 对中医心理疗法的认识还存在一定的片面性,比如将道家思想的"恬淡虚无""精神内守"等纳入佛教、基督教的信仰治疗中,并忽略了中医心理治疗中最具有特色及疗效的"情志相胜"疗法。这与其缺乏对中国传统文化的理解是很有关系的。但是祖国医学在心理治疗方面的贡献和成就是毋庸置疑的。本章节将结合古代医案和文献,就"情志相胜法""言语开导法""移情易性法""顺情从欲法""怡情养神法"等方面进行介绍。

一、情志相胜疗法

情志相胜疗法,又称"以情胜情疗法",源自于《黄帝内经》的情志相胜理论,是世界上独特的一种心理治疗方法。《素问·阴阳应象大论》云:"怒伤肝,悲胜怒……喜伤心,恐胜喜……思伤脾,怒胜思……忧伤肺,喜胜忧……恐伤肾,思胜恐。"指出人有七情,分属五脏,五脏及情志之间存在着五行制胜的关系。张景岳在《类经·论治类》中解其五行相克原理说:"此因其情志之胜,而更求其胜以制之之法也。"简单说来,情志相胜的基本原理是:人的情志活动可以影响到人体的阴阳气血,不良的、持久的情绪刺激就可以引起情志疾病的发生。而正确运用情志相克,则可以纠正阴阳气血之偏,使机体恢复平衡协调而使病愈。如唐代王冰在注解《素问·五运行大论》时说:"怒则不思,忿而忘祸,则胜可知矣。思甚不解,以怒制之,调性之道也。"总体来说,"情志相胜疗法"就是按照五行相克、情志相胜的理论,有意识地采用一种情志活动,去战胜、克制因某种不良刺激而引起的情志疾病,从而达到改善情绪、治愈疾病的目的。

本疗法的特点是操作简便,如应用准确,效果显著。其缺点为较难把握其使用的时机和尺度,特别是一些激怒疗法、惊恐疗法,使用不当很容易造成纠纷。这种例子在史书中早有记载,如《吕氏春秋·至忠》中记载,文挚为治疗齐王的忧虑病,而采用激怒齐王的方法,虽然治愈了疾病,但齐王大怒不解而将文挚掷入鼎中活活煮死,可谓是古今中外为心理治疗殉道第一人。因此,在临床应用中,尽量多采用喜乐、思虑等疗法。如有必要使用激怒、惊恐、悲伤等疗法,需要以与患者及家属建立良好的医患关系为基础,向家属交代使用该疗法的必要性和可能存在的不良后果,必要时可以签字同意。另外临床运用时不能简单地按情志相胜而机械照搬,而应结合其他疗法,灵活而巧妙地进行设计运用。现将五种疗法分别介绍如下。

1.思胜恐

人最大的恐惧莫过于对死亡和疾病的恐惧,恐惧本身是人体的正常情志活动之一。而过度恐惧,则耗伤人体精气而致遇事即恐,终日惕惕,从而人体气血阴阳紊乱,诸多变证丛生。金代张子和《儒门事亲·惊一百三》中记载了其治疗恐怖症的一则病例:患者为中年妇女,因遭遇盗匪而受惊吓,从此只要听到稍微大点声音就会昏厥。张子和首先运用说理疗法,告诉患者惊恐发生的原理,以及患者的病情是过于惊恐,胆气受损所致,令患者思考理解自身疾病的病理。随之采用类似西方心理治疗中的脱敏疗法,故意弄出一些响声,并令患者体会其感受,进一步理解。起初在患者面前发出声响,当患者适应后,改为在患者背后发出声响,刚开始患者还会有惊吓不安的情绪,但逐渐慢慢适应后,就对各种响动习以为常,这样治疗几天后,即使天上打雷也不觉得惊恐了。这则病例中,张子和先是让患者思考、理解惊恐发生的原因,解除因缺乏理解而导致的恐惧,随即又配合"脱敏疗法",最终治愈患者。张子和的疗法运用巧妙,疗效显著,可以说是一位心理治疗的高手。临床中常见的一些抑郁症的患者,他们的恐惧来源于对自己的不自信,害怕能力减退,害怕出错和失败。对于这一类患者,让他们思考恐惧的来源和全面评价认知自我的能力,有时可以帮助患者重新建立信心,增加社会活动而促进疾病的康复。其具体的方法有很多,比如可以让患者列出清单,写出自己的优点和缺点,然后大声念出来或找关系亲近的人评价,最终全面地了解自己,摒弃对自我歪曲的印象,真实地正视自我的能力。

2.恐胜喜

追求愉悦舒畅,厌恶惊吓恐惧,为人之常情,但是过喜就会对人体造成伤害,如《灵枢·本神》云:"喜乐者,神惮散而不藏","喜乐无极则伤魄,魄伤则狂"。对于喜伤心者,可以用恐吓的方法治疗。如吴敬梓《儒林外史》所载范进因中举而癫狂,以恐吓使之愈的故事,就是"恐胜喜"的典型例子。在张从正《儒门事亲·九气感疾更相为治衍》中记载一位庄姓医生,治疗一喜乐太过的病人,在诊脉时故作惊讶状,匆匆离去,并数日请之不至。患者见此状,以为病情严重,不久于人世,惊恐之下,哭泣不止。庄医生听说后,便来安慰,并告知自己是故意使用以恐胜喜的方法。病人收泣声而诸病皆愈。在此病例中,我们不仅要学习其以恐胜喜法的应用,最重要的是学习他对该疗法的灵活操作。庄医生没有直接恐吓病人,而是利用患者的性格特点,以一些行为使患者自己惊恐担忧,而后予以解释开导。他并未与患者直接冲突,这一点就比文挚要高明许多,值得我们学习。因此在设计治疗方案时,应仔细揣摩,灵活运用,避免不必要的纠纷。一般来说,恐胜喜的方法,可以用于躁狂抑郁双相发作的躁狂相患者,以缓解其思维奔逸、情绪高涨的心境。另外,对有些强迫症患者,可于惊惧之时,分散其注意力,于无意中就可以缓解强迫症状。再如《灵枢·杂病》云:"哕……大惊之,亦可已。"便是以"惊"治疗功能性呃逆的方法。

3. 喜胜悲

《素问·举痛论》云:"思则气结……喜则气缓……喜则气和志达,营卫通利。"所以说喜乐可以解悲伤忧愁。设法使患者精神喜悦,或引其欢笑,用积极愉快的情绪促使阴阳协调、气血和畅,从而可以治疗因悲哀、忧愁等情绪活动所致的疾病。例如,程文囿《杏轩医案·初集》中记载一个患者,因忧郁伤心而得病,半年不愈。其症状与抑郁症十分相似,"数月来通宵不寐,闻声即惊,畏见亲朋,胸膈嘈痛,食粥一盂且呕其半……平时作文颇敏,今则只字难书",予以逍遥散、归脾汤等效果不显。后因妻子生了一个男孩,心中十分高兴,病情明显好转。程氏抓紧这个时机,劝其居住寺庙静养,并继予药物治疗,服药百剂、丸药数斤乃愈。可以说是一个典型的喜乐加药物治疗抑郁症的病例。此方法在临床中应灵活运用,比如,可以用幽默的语言、笑话与患者交流,以缓解悲伤心境,并促进良好医患关系的建立;可以鼓励、帮助患者回味生活中的美好回忆,畅想快乐的生活计划。一则可以增加喜悦的心情,缓解悲伤心境,使患者在思想上暂时脱离当前不良环境的影响;二则可以在患者的回忆或设想中收集资料,为下一步治疗提供依据。

4. 悲胜怒

悲哀属于消极的心理,然而在一定条件下,悲哀可以平息激动、控制发怒,因而可能转化为积极的治疗作用。《素问·举痛论》云:"怒则气逆……怒则气上。"《灵枢·本神》云:"愁忧者,气闭塞而不行。"因此,悲伤可以抑制因大怒而导致的气机逆乱,从而缓解因大怒而导致的机体损伤。但是抑郁症的患者多以悲伤的心境为主要表现,因此以悲胜怒法,对于抑郁症患者并不是很适用,故仅简单介绍。

5.怒胜思

愤怒本来是一种不良的情绪变化,然而愤怒可引起阳气升发、气机亢奋。如《素问·举痛论》云"怒则气逆……怒则气上",从而达到忘思虑、解忧愁、消郁结的作用。因此,可以利用激怒的心理疗法,来治疗因思虑过度而气结,忧愁不解而意志消沉等情志病变,以及气机郁滞、营血凝涩等躯体性病理改变。如文挚冒犯激怒齐王治疗其忧虑病,华佗留书辱骂郡守治疗其血瘀病等,都是采用激怒的方法。但此二人的方法运用皆不如《儒门事亲》中的庄医生灵活,二人都是以身犯险,直接激怒患者,虽然治愈了疾病,但文挚被活活煮死,华佗亦险些遭受杀身之祸。因此,激怒疗法应用需注意以下几点:首先,方法的实施应灵活巧妙,不应直接激怒患者。如对于抑郁症患者来说,他们的性格属于调定点在内部的类型,即如果遭受了失败和挫折,总是将原因归结于自身的能力不足、考虑欠妥、努力不够等,从而产生自卑、自信心下降、自我感觉能力减退、悲观失望、情绪低落等症状,患者总是处于反复自责的思考之中,此时运用激怒疗法,就是将患者的注意力转移到外部,使他认识到失败的原因有相当一大部分来自于时机不成熟、同事的猜忌和阻碍、领导的不支持等,并对这些因素产生一定的不满和愤懑,从而将患者从内心自责中解放出来,打破其恶性循环。其次,使用激怒疗法应掌握时机和尺度,如患者正因为人际交往障碍而忧郁不解、自卑失望,此时以激怒疗法只会恶化其人际关系,故不宜使用。另外,即使是对于自责严重的患者使用激怒疗法,也应该把握适度的原则,不可使患者过于愤怒。最后,就是做好患者及其家属的知情同意工作,避免不必要的纠纷。同时尽量避免激怒疗法影响患者生活的其他方面,比如在治疗结束时,应向患者解释其愤怒情绪只是治疗的手段和疗程中的一种现象,不可将其带入现实生活而与人发生争吵,可在结束时进行一些放松和冥想的训练,排除愤怒的情绪。

6. 运用情志相胜疗法的要点

(1)应注意刺激的强度。采用情绪刺激的强度大小,需要根据患者的体质和病情进行具体分析。笔者认为,作为治疗的情绪刺激,不宜采用突然的强大刺激,而是应采用持续不断的强化刺激,从较小刺激开始,试探患者反应。虽然疗效可能差于突然的强大刺激,但是这样可以随时调整刺激的强度,便于操作,从而得到稳定的疗效。

(2)各个方法的运用不应机械照搬。虽然按照五行相克,"思胜恐,恐胜喜,喜胜悲,悲胜怒,怒胜思",但是五行虽然相克,但被克者亦可反侮,即恐亦可胜思,喜亦可胜恐,悲亦可胜喜,怒亦可胜悲,思亦可胜怒。如宋代邵博《闻见后录》中记载:某州监军因忧愁思虑过度而得病,郝允便和患者儿子一起,邀请一位专管纠察弹劾的御史来家中,装作问罪,该监军恐惧汗出而诸症愈,这就是恐亦可胜思的实例。其原理为,惊则气乱,可使气机四散,从而解除因忧思而导致的气机郁结、闭塞。又如陈尚古《簪云楼杂记》中记载:李某因其子高中,过喜而恒笑不休,某太医以谎称其子殁的方法,令其悲哀几殒,因而笑症得止,便是以悲胜喜的病例。

(3)尽量避免直接刺激患者,减少不必要的纠纷。

二、言语开导法

在一定条件下,言语刺激对心理、生理活动都会产生很大的影响。因此,正确地运用"言语"工具,对病人采取启发诱导的方法,讲解疾病的知识,分析病因病机,解除病人的思想顾虑,提高疾病痊愈的信心,使之积极配合医生治疗,从而促进康复。如五代虞洮《鉴戒录》中记载:太尉董璋患消渴,经药石不愈,虞洮向太尉分析其病机为"日有万思,时有万机,乐淫于外,女淫于内",因烦劳过度,声色过余,耗损真阴而致消渴,并指出:如起居作息不调整,疾病难愈。太尉明白了其中的道理,心中大喜,将虞洮的话当作座右铭,通过调理而疾病痊愈。许多抑郁症的患者带有偏见,认为抑郁症是一种"精神病",得了抑郁症是因为"意志不坚强",对于治疗和预后都存在一定的顾虑。所以,在肯定、赞许患者求医行为的同时,应注意对抑郁症患者讲解抑郁症的发病和基本病理,使其了解到这是一种发病率很高的常见病,而且经积极治疗,大部分患者预后都会很好。从而增强其治愈疾病的信心,正确面对自己,积极配合治疗,促进疾病的早日康复。

三、移情易性法

分散患者对疾病的注意力,使其思想焦点从疾病转移于他处;或改变其周围环境,阻断患者与不良刺激因素接触;或改变病人内心忧虑、关注的指向性,使其从某种情感纠葛中解放出来,转移于另外的人或物等等,可称之为"移情"。通过学习、交谈等活动,消除患者内心杂念,或改变其歪曲的认识与不良情绪,或改变其不健康的生活习惯与思想等,可称之为"易性"。

"移情易性"是中医心理治疗的主要内容之一,其具体方法较多。可根据患者不同病情、不同性格和不同的环境条件等,采取不同的措施,进行灵活运用。如《汉书·王褒传》记载:太子身体不适,抑郁不乐,时时健忘,王褒等人天天为太子诵读精彩的文章和自己的作品,后太子痊愈。西汉枚乘《七发》记载:楚太子因好色喜淫、劳逸无度、喜怒无常致使精气耗损,终日恹恹,卧床不起。吴客予以心理治疗,为其讲述优美精妙的音乐,美味可口的饮食,名贵的车马,奢侈的游览,壮观的围猎,以激起太子的兴趣,"阳气见于眉宇之间";随之又讲述长江观涛的情趣,最后告诉太子,做人应理解高深的道理,培养高雅的情趣。太子心领神会,明白自己的病源于精神空虚、生活不节。遂忽忽汗出,一身汗透而诸病皆消。

四、顺情从欲法

可以说,人的一切活动都是为了满足心理或生理的需要。需求是否被满足,会影响人的情绪与行为。对大部分抑郁症患者来说,最恐惧的是失败和他人的指责,最主要的心理需求是他人的肯定和赞许。如其遭受失败和指责,或无法得到周围人群的认同和肯定,就会导致自卑、自责、失落、情绪低落等症状出现。如果仅用情志相胜、言语开导、移情易性的办法,有时是难以起效的。只有当其心理需求得到满足时,疾病才能较快康复。我国的古代医家也早已认识到这一点。如明代汪机《石山医案》中记载:一官员平时属于谨小慎微之人,一天请客时,因客人夸赞其做菜的萝卜大,官员一时兴奋,夸口说家中还有跟人一样大的萝卜,结果引起客人哄笑。该官员认为,其实家中并没有这样的萝卜,自己一时兴起说大话,而客人都听出他在信口妄言,因此而讥笑他。从此总是反复考虑这句话的是非,羞惭不已,忧郁不解,惆怅忧虑而患病,用药无效。他的儿子很聪明,知道此病起因,故派人四处搜寻,找到大如人的萝卜,并在一次宴会中,用车载至堂前给客人观看,客人惊讶,而这个官员大喜,从此诸病痊愈。对于抑郁症的患者,为满足其认同和肯定的心理需求,除医生给予鼓励和支持外,还可以借助其他的途径。

我们曾治疗过一些认为自己无法得到认同的抑郁症患者,他们大多认为自己的许多行为和言语都会对周围的人造成不良影响,不会被人们接受,缺乏认同感,从而尽量避免与别人的接触,这样就更加减少了认同感的来源,形成了恶性循环。对于这些患者,我们建议:首先与周围的人,如父母、配偶等增加交流,当感觉自己的言行发生错误,造成不良影响时,应及时向家人求证,询问其对自己行为的看法。一般来说,患者都会从反馈中逐渐明白,自己的言行并没有自己想象的那么糟。可以进一步建议患者通过网络求证自己,因为网络的交流不必使用真实身份,故对患者来说也是比较容易接受。可以通过网络聊天,或者发布有关自我心态和情感的文章来观察他人的反应。按照我们的经验,患者可以获得大部分交流者的肯定和认同,从而满足患者的认同感和成就感,建立患者的自信。对于一些不良的回应,也可以作为反证,让患者理解到,并不是每个人都能被所有人认同,即使现实世界中也是一样,得到大部分人的肯定就足够了。因此不能因为被某些个别人排斥,就完全否定自己。随之进一步的就是鼓励患者真正地参与他人的交流,逐渐获得认同感,恢复社会功能。在这个过程中需要医生的随时观察和处理不良反应。

五、怡情养神法

怡情养神法,即通过培养优雅、恬淡的兴趣爱好,从而陶冶性情,动静结合,达到调神养神的目的。陶冶性情的方法很多。如宋代陈直《养老奉亲书》中提到的"读义理学,学法帖字,澄心静坐,益友谈谈……浇花种竹,听琴玩鹤,焚香煎茶,登城观山,寓意弈棋"等都是比较适宜的方法。其中以音乐疗法与植花疗法简便易行,比较适合现代人的特点。

(一)音乐疗法

本证患者的音乐处方应选择节奏鲜明、优美动听,具有怡悦情志、舒肝解郁功效的音乐,可用于调畅消极情绪,使精神心理趋于常态。如《光明行》《喜洋洋》《步步高》《春天来了》《雨打芭蕉》《阳关三叠》《高山流水》等。

此外,还要结合患者的文化程度、个人偏好等因人制宜,施以不同的音乐。

音乐是一种自然悦耳的声音,是带有节奏、韵律、调式等特点的乐音。音乐疗法是在中医基础理论指导下,以音乐作为调治疾病的手段,根据个体的体质、情志变化,分别选用不同音调、旋律、强度的乐曲,陶冶情操,调节脏腑功能,以达到调节情志、怡情养神目的的疗法。

音乐的治疗养生作用,从现代医学角度分析,是声波使机体各器官的振动系统产生有益的共振,并激发神经的兴奋部位,通过神经体液的调节,改善人的精神状态,以达到增进健康的目的。心理学实验表明,音乐属于良性刺激,可唤发起好的情绪,如喜欢、愉悦、欣快、安全感、满足感、荣誉感等。因此,对于抑郁症患者的情绪低落、悲伤心境、自卑、自责等不良情绪有良好的疏解作用。

许多古代文献也论述了音乐养生保健和调养情志的作用。如《黄帝内经》中就提出了五音和五脏相应的理论,把歌、哭、呼、笑、呻(宫、商、角、徵、羽)与脾、肺、肝、心、肾相对应。五音的特点分别为:木声长而高,水声沉而低,土声浊而重,火声高而尖,金声响而强,每种声音都象征着每个脏器的一定特性。司马迁《史记·乐书》提出:"音乐者,所以动荡血脉,通流精神而和正心。"嵇康《琴赞》中认为音乐能"祛病纳正,宣和养气"。

根据古代医家的理论,以音乐调养性情主要有两类方法:五音疗法和阴阳疗法。

1. 五音疗法

根据中医传统的五音理论,宫、商、角、徵、羽与脾、肺、肝、心、肾相对应,因此运用宫、商、角、徵、羽五种不同音调的音乐可以健运脏腑、调理气血、舒畅情志,从而起到促进心理健康的作用。

宫调,为长夏音,以宫音为主音,属土,色黄,主运化,相应于脾胃。本调悠扬谐和,能促进全身气机稳定,调节脾胃功能。适用于饮食不化、失眠多梦、气虚、疲乏无力、身体消瘦、少气不足以息等症状比较明显,辨证为脾胃虚弱的抑郁症患者。本调给人以敦厚、端庄之感。宫调的乐曲有《洞天春晓》《良宵》《鸟投林》《闲居吟》《秋湖月夜》等曲目。

商调,为秋音,以商音为主音,属金,色白,主收,相应于肺。本调铿锵肃静,善制躁怒,使人安宁。可促进全身气机内收,调节肺气的宣发和肃降功能。适用于自汗盗汗、咳喘气短、头晕目眩等气机疏散症状比较明显的抑郁症患者。商调的乐曲有《渔家傲》《清夜吟》《阳关三叠》《秋江夜泊》等曲目。

角调，为春音，以角音为主音，属木，色青，主生发，相应于肝。本调条畅平和，善消忧郁，助人入眠。有促进体内气机宣发和舒展的作用。适用于肝气郁结，情绪抑郁，闷闷不乐，胸闷胁胀，失眠，月经不调和食欲缺乏等病证。角调的乐曲有《绿叶迎风》《松下观涛》《溪山秋月》《草木青青》《梅花三弄》等曲目。

徵调，为夏音，以徵音为主音，属火，色赤，主长，相应于心。本调抑扬咏越，通调血脉，抖擞精神。有养阳助心、健补脾胃的作用。适用于心脾气虚，情绪低落，绝望自卑，悲伤欲哭，神思恍惚，失眠，心悸，怔忡，胸闷气短，神疲乏力，食欲缺乏，形寒肢冷等病证。徵调的乐曲有《醉渔》《喜相逢》《渔歌》《洞庭秋思》《汉宫秋月》等曲目。

羽调，为冬音，以羽音为主音，属水，色黑，主藏，相应于肾。本调柔和透彻，发人遐思，启迪心灵。具有养阴，保肾藏精，补肝利心之功。适用于兴趣低下，烦躁，心烦不宁，失眠多梦，腰膝酸软，性欲低下，阳痿，早泄等症状明显的抑郁症患者。羽调的乐曲有《春晓吟》《塞上曲》《玉树临风》《昭君怨》等曲目。

在欣赏各音调的曲目时，需要放松心情，宁心定志，并且声音要中正平和，声音过大就会使心志摇荡，太小则无法充盈心志，声音大小必须适中，绵绵存意，静心聆听，方能起到怡情养神的作用。

2. 阴阳疗法

万事万物皆分阴阳，音乐自然也是如此。角调和宫调为阳，商调与羽调为阴，徵调为中。大调为阳刚，小调为阴柔。对于因人体阴阳之气的偏盛偏衰所导致的情绪疾病，可使用相应的乐曲进行治疗。如紧张焦虑、激动兴奋，可利用阴类乐曲清悠深沉的特性来平和心绪。如情绪低落、悲观厌世，则可利用欢快悠扬的阳类音乐来振奋精神。从而使人的情绪处于协调平衡状态，神志调达，精神安乐。

阴以制阳，是运用平和婉转、清悠深沉的阴类乐曲来调治情绪紧张焦虑、激动亢奋的患者，可选听《春江花月夜》《平湖秋月》《梅花三弄》《病中吟》《平沙落雁》等民族乐曲，或者施特劳斯的《维也纳森林的故事》、瓦格纳的《春之歌》、柴可夫斯基的《花之圆舞曲》、贝多芬的《田园交响曲》《月光奏鸣曲》等曲目。

阳以制阴,是运用悠扬高亢、欢快流畅的阳类乐曲来调治情绪低落、悲观厌世的患者。可选民族乐曲《阳关三叠》《流水》《鸟投林》《光明行》《百鸟朝凤》《荫中鸟》,或者选听克莱德曼的《秋的私语》《爱的协奏曲》、贝多芬的《命运》、亨德尔的《水上音乐组曲》、李斯特的《匈牙利狂想曲》、肖邦的《夜曲》等曲目。

(二)植花疗法

赏花之时,细细观赏,芳香扑鼻,给人以乐趣,纵有千愁,也会顿时尽消。正如清代吴尚先《理瀹骈文》所说:"七情之病,看花解闷,听曲消愁,有胜于服药者也。"若是自己养植花卉,其间的乐趣,要比单纯的赏花更胜一筹。由于付出劳动,花了心思,盛开的鲜花更会给你无穷无尽的快慰之感,从而缓解疲劳,舒缓紧张、焦虑的情绪。另外,花草的勃勃生机更会改善低落、悲伤的心境,使其重新焕发生活的信心。本疗法讲究随情就性,不需苛求,但仍需要注意以下几点:

1. 品种

种植花草的品种不需要太多的限制,正如清代曹慈山在《老老恒言·消遣》中所说:"院中植花木数十本,不求名种异卉,四时不绝便佳……玩其生意,伺其开落,悦目赏心,无过于是。"就是说,种植的花木不需要讲究品种名贵,只要能够四季不枯就可以,主要是感受其勃勃生机,静待其花开花谢,从而悦目赏心,调情怡志。

现推荐几种生命力旺盛,容易种植的花草:四季兰,实指建兰,包括夏季开花的夏兰、秋兰等。四季兰健壮挺拔,叶绿花繁,香浓花美,不畏暑,不畏寒,生命力强,易栽培。不同品种花期各异,5~12月均可见花。天竺葵,栽培简单,开花整齐,通常从11月至翌年3月开放,花大色艳,枝叶繁茂,极其动人,有红、白、粉等品种。大波斯菊,又名"秋樱",适合秋、冬及早春播种,播种后40~50天即开花。花色有白、黄、桃红、紫红色等,花姿柔美可爱,颇富诗意。另外,长寿花、矮牵牛、太阳花等都属于生命力旺盛,比较容易栽培的花卉。

2. 劳动

种植花草应亲自参与,舒活筋骨,动形而养神。随着现代生活节奏的加快,人们在紧张的工作、学习一天之后,不免产生一种心理及躯体的疲劳感,此时需要用一种轻松的活动调整一下生活节奏,而种植花草不失为一种可行的活动方法。在对花卉的养护中,通过松土、浇水、修枝、搬盆等活动,转移注意力,及时中断工作和生活中产生的愤懑、不满等情绪,从而放松心情,调畅情志,怡情养神。同时能活动筋骨,舒畅气血,增强体质。

3. 耐心

种植花草是需要耐心的行为,需要把花草当作与自己同等的生命来呵护照料。自己亲手栽培花卉,细心照料,每日看护,看着它吐出新芽,展开嫩叶,抽出新枝,继而孕育花蕾,绽蕾而出,成为盈盈盛开的花朵,才能使人充分领略到生命的成长和因此带来的幸福感和自豪感。

4. 知识

对于花草养护的知识是必不可少的,特别对于抑郁症患者来说,最好掌握一定相关知识后再进行种植,或者直接种植一些本章节推荐的、生命力较旺盛的花草,以防花草凋谢枯萎而加重抑郁症患者悲观、低落、自卑的情绪。

总之,种植花草可以排解不良情绪,宁心定志,怡情养神,并激发人们对生命的热爱,增强人们在逆境中去拼搏、抗争的信心。

第八章 抑郁症的现代医学认识及防治

抑郁症又称"抑郁障碍",以显著而持久的心境低落为主要临床特征,是心境障碍的主要类型。临床可见心境低落与其处境不相称,情绪的消沉可以从闷闷不乐到悲痛欲绝,自卑抑郁,甚至悲观厌世,可有自杀企图或行为;甚至发生木僵;部分病例有明显的焦虑和运动性激越;严重者可出现幻觉、妄想等精神病性症状。每次发作持续至少2周以上,长者甚或数年,多数病例有反复发作的倾向,每次发作大多数可以缓解,部分可有残留症状或转为慢性。

第一节 抑郁症的主要表现

抑郁症可以表现为单次或反复多次的抑郁发作,以下是抑郁发作的主要表现。

一、心境低落

主要表现为显著而持久的情感低落,抑郁悲观。轻者闷闷不乐、无愉快感、兴趣减退,重者痛不欲生、悲观绝望、度日如年、生不如死。典型患者的抑郁心境有晨重夜轻的节律变化。在心境低落的基础上,患者会出现自我评价降低,产生无用感、无望感、无助感和无价值感,常伴有自责自罪,严重者出现罪恶妄想和疑病妄想,部分患者可出现幻觉。

二、思维迟缓

患者思维联想速度缓慢,反应迟钝,思路闭塞,自觉"脑子好像是生了锈的机器","脑子像涂了一层糨糊一样"。临床上可见主动言语减少,语速明显减慢,声音低沉,对答困难,严重者无法顺利进行交流。

三、意志活动减退

患者意志活动呈显著持久的抑制。临床表现为行为缓慢,生活被动、疏懒,不想做事,不愿和周围人接触交往,常独坐一旁,或整日卧床,闭门独居、疏远亲友、回避社交。严重时连吃、喝等生理需要和个人卫生都不顾,蓬头垢面、不修边幅,甚至发展为不语、不动、不食,称为"抑郁性木僵",但仔细精神检查,患者仍流露痛苦抑郁情绪。伴有焦虑的患者,可有坐立不安、手指抓握、搓手顿足或踱来踱去等症状。严重的患者常伴有消极自杀的观念或行为。消极悲观的思想及自责自罪、缺乏自信心可萌发绝望的念头,认为"结束自己的生命是一种解脱","自己活在世上是多余的人",并会使自杀企图发展成自杀行为。这是抑郁症最危险的症状,应提高警惕。

四、认知功能损害

研究认为抑郁症患者存在认知功能损害。主要表现为近事记忆力下降,注意力障碍,反应时间延长,警觉性增高,抽象思维能力差,学习困难,语言流畅性差,空间知觉、眼手协调及思维灵活性等能力减退。认知功能损害导致患者社会功能障碍,而且影响患者远期预后。

五、躯体症状

主要有睡眠障碍、乏力、食欲减退、体重下降、便秘、身体任何部位的疼痛、性欲减退、阳痿、闭经等。躯体不适的体征可涉及各脏器,如恶心、呕吐、心慌、胸闷、出汗等。自主神经功能失调的症状也较常见。病前躯体疾病的主诉通常加重。睡眠障碍主要表现为早醒,一般比平时早醒2～3小时,醒后不能再入睡,这对抑郁发作具有特征性意义。有的表现为入睡困难,睡眠不深;少数患者表现为睡眠过多。体重减轻与食欲减退不一定成比例,少数患者可出现食欲增强、体重增加。对疑为抑郁症的患者,除进行全面的躯体检查及神经系统检查外,还要注意辅助检查及实验室检查。迄今为止,尚无针对抑郁障碍的特异性检查项目。因此,目前的实验室检查主要是为了排除物质及躯体疾病所致的抑郁症。有2种实验室检查具有一定的意义,包括地塞米松抑制试验(DST)和促甲状腺素释放激素抑制试验(TRHST)。

抑郁症的诊断主要应根据病史、临床症状、病程及体格检查和实验室检查，典型病例诊断一般不困难。目前国际上通用的诊断标准有 ICD-10 和 DSM-IV。国内主要采用 ICD-10，是指首次发作的抑郁症和复发的抑郁症，不包括双相抑郁。患者通常具有心境低落、兴趣和愉快感丧失、精力不济或疲劳感等典型症状。其他常见的症状是：①集中注意和注意的能力降低；②自我评价降低；③自罪观念和无价值感（即使在轻度发作中也有）；④认为前途暗淡悲观；⑤自伤或自杀的观念或行为；⑥睡眠障碍；⑦食欲下降。病程持续至少 2 周。

抑郁症是自古以来一直困扰人类的一种精神、心理疾患。它的历史相当久远，与抑郁症相关的临床描述，自我国先秦时期的《左传》《管子》和古希腊医学家希波克拉底至今，已经延续了几十个世纪。总体来说，抑郁症是指以情绪低落、思维迟缓并伴有兴趣减低、主动性下降等精神运动性迟滞症状为主要表现的一类心境障碍综合征。其发病原因涉及生物、心理和社会等多方面因素，并且与遗传因素有着密切的关系。抑郁症是由各种原因引起的以情志精神障碍为主要表现的疾病，是一组以抑郁症状为主的临床症状群。其发病率颇高，被形象地称作"心灵的感冒"，意指经常出现心境障碍的症状。抑郁是一种以不愉快为主的内心情感，抑郁症则是一种常见的疾病，具有时而发作、时而缓解的特点。临床上以情感不足为主要症状，表现为悲观失望，对日常生活及活动丧失兴趣和愉悦感，精神状态明显衰退，无明显原因的持续疲乏感，严重者甚至反复出现自杀念头或行为。国内相关研究资料显示，抑郁症患者的自杀率为 15%～20%，而一般人群的自杀率为 1%～2%。流调结果显示，抑郁症的终身患病率约为 7%，女性患病率高于男性。世界卫生组织表示，预计到 2020 年，抑郁症将会成为"全球疾病负担"排名第二的重大疾病。国内的相关研究显示，妊娠妇女生产之后致终身抑郁的发病率为 10%～40%，其所生子女患抑郁症的概率远大于正常产妇所生的子女。

西医学是建立在还原论基础上的精细科学体系，主要思路是使用先进的理化方法，将一系列复杂、多变的临床表现和症状最终归因于某一最"单一""原始"的病理变化，从而针对该病理变化，寻求和采取相应的治疗方法，以期治愈疾病。西医学的根本特点是以还原论的方法寻求疾病的共性。对于抑郁症来说，西医学利用神经生理学、神经解剖学、神经病理学等研究手段,寻找抑郁症最"根本"的病因和病理,就目前的研究结果来说,大部分学者认为抑郁症的根本病因是脑内 5-HT、NE 等神经递质浓度降低,因此采用抑制神经递质再摄取、抑制神经递质灭活等方面的药物,以增加脑内神经递质浓度来治疗抑郁症。

西医学的抑郁症治疗体系其优势在于,通过寻找共性,而使抑郁症的治疗方法具有普遍性、统一性,其可推广性、可操作性强,易于标准化。

第二节　抑郁症的特点

一、发病率高

抑郁症被精神病和心理学专家称为"精神科的感冒",由此可见其发病的普遍性。著名精神病专家 Klerman 曾指出:大多数人都曾经历过抑郁体验。调查显示有 70% 的人在一生中至少体验过一次抑郁心境。世界卫生组织(WHO)对抑郁症进行终生发病率调查,结果显示大约有 11% 的人在他们一生中的某个时期都曾经历过相当严重、需要治疗的抑郁症。这就相当于大约 10 个人中就有 1 个曾经或即将罹患抑郁症。因此,对于抑郁症的防治确实不容忽视。WHO 指出:抑郁现在是世界第四大健康问题,而到2020 年,抑郁将成为影响全球的第二大健康问题。

二、危害性大

美国 1994 年因抑郁症造成的经济损失高达 430 亿美元,其危害主要是导致社会功能受损和自杀。患者因其主动性下降、兴趣减低、精力减退等症状,可导致不愿工作、学习,不愿意履行家庭及社会责任,最终完全丧失社会功能,连日常生活都需要别人照料,从而给家庭及社会带来严重损失。美国及欧洲学者为了评估抑郁症患者的社会功能,分别进行了 16 年的随访研究,结果显示,有 25% 和 11% 的病人存在躯体损害和社会功能的减退。除了致使患者社会功能逐渐丧失外,抑郁症最大的危害就是导致患者自杀,据调查,15%~20% 的患者以自杀为最终结局。抑郁症患者因情绪低落,心境破碎,极度的自卑、自责、自罪,认为自杀是对自己最好的惩罚方式,也是可以免除对他人连累的最好途径,是自己最终的归宿,从而采取自杀的行为。

抑郁症患者的自杀成功率是比较高的,主要是因为抑郁症患者具有隐蔽性,患者为了自杀成功,可以很好地掩饰自己内心的悲观和沮丧,在周围人都毫无警惕的情况下突然自杀。

三、易复发

抑郁症的复发是治疗抑郁症过程中比较常见,也是比较棘手的问题。调查研究显示,有50%的抑郁症患者在首次发作控制后,不再复发,这就意味着有一半的抑郁症患者因各种原因而出现抑郁反复发作。抑郁症复发比较常见的原因是未按照规定疗程和剂量服药以及导致抑郁的社会事件持续存在,另外,如患者曾经历幼年心理创伤、有抑郁家族史或发病年龄较早,其复发的概率远远大于其他抑郁症患者。因此,在临床治疗中,应根据患者的不同特点,给予针对性治疗,以预防抑郁症的复发。如患者不按照规定疗程和剂量服用抗抑郁药物,其原因除患者自觉症状缓解自行停药外,大多数患者停药是因为药物的不良反应和经济原因。因此在治疗时应中西医结合治疗,一则减少西药剂量,降低不良反应;二则可降低治疗费用从而减轻患者的经济负担。如患者有自身的心理创伤及社会事件持续存在时,应辅以心理治疗,促进心理成长,提高心理"免疫力",从而达到防止复发的目的。

四、抑郁症的分类

因众多学者对抑郁症的研究角度及观点不同,故抑郁症有多种分类方法,其中比较公认的有以下几种:

(一)内源性和外源性抑郁

自确立抑郁症病名起,抑郁症就被分为内源性和外源性两大类。内源性抑郁症主要是指因"内部"生物学因素(如神经递质浓度等变化)而引发的抑郁症。外源性抑郁症是指由社会事件所导致的抑郁症,实际上包含了心理学的因素。但是这种简单的划分方法并不十分确切,因为环境中发生的不良事件可导致人体内生化因素的改变,从而产生抑郁症状;因神经递质等因素导致的内源性抑郁,也可由社会不良事件诱发。这种分类方法在精神病学界引起了较激烈的争论,在DSM-Ⅲ-R以后的临床诊断体系中,不再使用内源性和外源性的分类方法,但是在临床实践及有关论著中还可见到。

（二）单相和双相抑郁

单相抑郁是指没有任何躁狂发作或者任何躁狂发作病史的抑郁症，临床上绝大多数抑郁症都属于这种类型。而双相抑郁（即双相情感障碍）一般是指既有躁狂或轻躁狂发作，又有抑郁发作的一类心境障碍。躁狂发作时，表现为情绪高涨、思维奔逸、活动增多；而抑郁发作时，则表现为情绪低落、思维迟缓、活动减少等。据调查，在抑郁症患者中，至少有10％为双相情感障碍的抑郁发作，此时应诊断为双相情感障碍。作出单相和双相的区分主要是从临床治疗的角度考虑，因为二者的治疗方法不同，单相抑郁主要以抗抑郁药为主，双相情感障碍则主要以心境稳定剂治疗为主。

（三）精神病性抑郁和神经症性抑郁

这种分类主要也是从临床角度出发，从病因、症状、治疗和预后等各个方面进行区分，以便于临床操作。精神病性抑郁也称为重度抑郁，主要由内源性因素（如神经递质浓度变化等因素）引起，抑郁症状较重，可伴有幻觉、妄想等症状，社会功能受损较严重，治疗时多建议使用较大剂量的抗抑郁药物，或配合抗精神病药物治疗，心理治疗基本无效，其预后不佳，病情改善也不乐观。神经症性抑郁主要由环境事件等刺激而引发，有发病的人格基础，抑郁症状较轻，很少出现幻觉、妄想等症状，社会功能轻度受损，治疗可从小剂量抗抑郁药物开始，心理治疗效果较好，预后良好。这种分类方法在CCMD-3等临床诊断系统中已被删除，但因为其简便、实用，在临床工作中还在广泛使用。

（四）原发性抑郁和继发性抑郁

对于这种分类方法，也存在两种不同的意见。一种观点认为原发性抑郁是指无法找到明显诱因（如不良事件刺激、躯体疾病等）的抑郁症。继发性抑郁是指由环境事件（如失业、丧偶、离婚、残疾、疾病等因素）引发的抑郁症。另一种观点认为，继发性抑郁是指由躯体疾病导致的抑郁症；相反，如果抑郁症的发病与躯体疾病无关，则属于原发性抑郁症。其中第二种观点比较普及。按照继发性抑郁的发病率由高至低的顺序，易导致抑郁症的躯体疾病依次为：

（1）帕金森病：30％～50％。

（2）脑血管意外：27％～60％。

（3）心肌梗死：45％。

（4）肿瘤：25％～47％。

（5）肾病：5％～79％。

（6）冠心病：40％。

（7）糖尿病：31％。

（8）癫痫：20％～30％。

（9）高血压：30％。

（10）功能性胃肠疾病：10％。

（五）现代临床诊断分类体系

现在国内外较公认的诊断分类体系主要有三种：WHO 正式公布的《国际疾病分类·第十版》（ICD-10），美国精神病协会《精神障碍诊断统计手册·第四版》（DSM-Ⅳ）和《中国精神疾病分类与诊断标准·第三版》（CC-MD-3）。这三种分类体系是临床诊断和治疗抑郁症的依据和基础，它们对抑郁症的分类大同小异。

第三节　抑郁症的发病机制

一、5-羟色胺假说

5-羟色胺是普遍存在于动植物组织中的一种吲哚衍生物，简称"5-HT"。5-羟色胺是在对血清的研究中无意间发现的，它广泛存在于中枢神经系统内，主要集中分布于大脑皮层质与神经突触内。99％的 5-羟色胺存在于外周，其余 1％的 5-羟色胺存在于中枢神经细胞内，相对于外周，中枢内的 5-羟色胺的含量虽然微乎其微，但其作用不容小觑，抑郁症的产生往往是因为中枢神经细胞内这"1％"的 5-羟色胺含量的减少。5-羟色胺被释放到突触间隙之后，其中大部分会被神经末梢重新吸收，而这些被重吸收回来的 5-羟色胺中又有一部分被突触小泡贮存起来，另一部则是在相关蛋白酶催化作用下化合生成 5-羟吲哚乙酸，这是 5-羟色胺主要的代谢方式。5-羟色胺与其他神经递质一起，参与中枢神经系统的信号传递，调节机体的行为活动、情感活动、食欲等。5-羟色胺的合成、释放、转运、再摄取等过程异常复杂，任何一个环节都不能出现差池，否则出现问题就会导致疾病的发生。精神情志活动的异常变化与 5-羟色胺含量的减少有直接的关联,相关研究表明,5-羟色胺能神经活性的降低不仅可以导致抑郁情绪的产生,而且它还可通过影响其他神经递质的工作而诱发抑郁症。临床应用抗抑郁药时,三环类抗抑郁药是 5-羟色胺重摄取抑制剂,可降低 5-羟色胺的重摄取率,从而间接增加了 5-羟色胺的含量,故可起到抗抑郁的作用;5-羟色胺的前体色氨酸可直接增加突触间隙内的 5-羟色胺含量,故有治疗抑郁症的作用;利血平可以与 5-羟色胺发生化学反应,从而减少了 5-羟色胺的含量,故可以诱发抑郁。

二、多巴胺学说

相关研究表明,中脑-皮质、中脑-边缘多巴胺(dopamine,DA)通路与精神、情感活动有密切关联,DA 能系统功能低下是导致抑郁症产生的一个原因。相关临床研究发现,DA 受体反应不敏感的患者,在使用帕罗西汀抗抑郁后,其抑郁状态可以得到明显地改善。强化训练实验与条件回避实验共同表明,伴随脑内 DA 的含量增加可促使动物产生更多的兴奋,DA 具有增强兴奋感的功用。目前,国内外相关专家一致认为,抑郁症发病时多巴胺与其他相关神经递质协同工作。

三、乙酰胆碱假说

乙酰胆碱是神经递质的一种,虽然可以与各类胆碱受体产生特异性的作用,但选择性较低。在组织内,胆碱酯酶可以迅速溶解掉乙酰胆碱;在神经细胞中,胆碱和乙酰辅酶 A 在胆碱乙酰移位酶的化合作用下可以合成乙酰胆碱。胆碱乙酰移位酶仅存在于神经细胞的胞浆中,因此胞浆乙酰胆碱在合成后会贮存在小泡中。乙酰胆碱进入到突触间隙后作用于突触后膜后会与突触后膜的受体发生特异性作用,产生动作电位,会被胆碱酯酶水解成胆碱和乙酸,这是乙酰胆碱灭活的主要途径。人类精神、情志障碍的发生与胆碱能神经系统有千丝万缕的联系。相关研究发现,胆碱能活力越强,抑郁症患者的抑郁状况越糟糕,因此认为胆碱能系统参与调节情感生活,并提出了情感调节的胆碱-肾上腺素能平衡失调学说。增强肾上腺素能活力会引起兴奋,增强乙酰胆碱能活力则会引起抑郁,一般而言,此二者是相互制约的关系,一阴一阳,一进一退,这样才能保持正常的神经功能状态。该假说还提出中枢乙酰胆碱能活力过强可导致抑郁症,中枢肾上腺素能活力过强可导致躁狂症。研究发现:拟胆碱能药物可以升高体内的皮质醇水平,诱发抑郁,还可以抑制 5-羟色胺的合成,从而也可以引起抑郁。近代研究发现,烟碱乙酰胆碱受体拮抗剂与抗抑郁药有协同作用,拟胆碱药与正常人的情志活动有密切关系,毒扁豆碱和 M 受体激动剂槟榔碱对情绪正常的双相障碍患者能诱发抑郁,增强胆碱能的活力,可加重情感障碍者抑郁的状况。

四、去甲肾上腺素假说

去甲肾上腺素(noradrenaline,NE)是一种重要的单胺类神经递质,其本身也是一种激素,但在人体的含量较低。交感节后神经元和脑内去甲肾上腺素能神经末梢是去甲肾上腺素合成与分泌的场所,血液中的去甲肾上腺素主要由肾上腺髓质分泌。儿茶酚胺也是单胺类物质,去甲肾上腺素、多巴胺、肾上腺素都是单胺类神经递质。脑中 NE 与中枢神经系统中 NE 的含量不足会诱发抑郁症,反之,脑中 NE 与中枢神经系统中 NE 的含量升高则诱发躁狂。NE 含量减少与内源性的生成、释放异常有关,也往往与其代谢产物 3-甲氧基 4-羟基苯乙二醇和受体有关。NE 再摄取抑制剂可以间接增加 NE 的含量,相关药理学的研究已经表明,服用 NE 再摄取抑制剂后可以明显改善患者的抑郁状况,这有力地说明抑郁症的形成与 NE 有关联。NE 不足的患者有明显的精神情志障碍的临床表现,如难以聚精会神去做一件事、健忘、思维迟钝、情绪低落、目光呆滞、精神运动迟滞、神疲力乏、少气懒言等。

五、神经内分泌假说

相关研究显示,临床上约有一半的抑郁症患者的抑郁状况有明显的昼夜节律,即抑郁状态表现出晨重夜轻的现象。这可能与神经内分泌有关,下丘脑-垂体-肾上腺轴(HPA 轴)已被证实与抑郁症的发生有密切关联。当前的研究已经表明,正常人群往往存在 HPA 轴活性的昼夜节律变化的现象,促肾上腺皮质激素与皮质醇的昼夜分泌节律一致,二者均表现为晨高夜低,与抑郁情绪晨重夜轻相符。

第四节　抑郁症的自我识别与诊断

抑郁症自我识别的关键是患者是否存在明显的情绪低落,是否终日忧心忡忡、惴惴不安、郁郁寡欢、愁眉苦脸、神疲乏力、少言寡语、长吁短叹、唉声叹气;是否有对生活情致的缺失,感觉生活枯燥无聊、一片茫然,情绪低落,始终高兴不起来;是否有精神状态的不佳,精力不济、精神萎靡不振、疲劳,无论是做脑力劳动还是体力劳动都心力交瘁,即使休息都不能缓解;是否有失眠现象,特别是早晨容易惊醒;典型的抑郁患者,其抑郁状况有晨重夜轻的节律改变的特点,即情绪低落在早晨更严重,而傍晚时却有所缓解。如果情绪低落特别显著,持续半个月之久,伴有以下条目中的四项即可诊断为抑郁症:①兴趣减少无愉快感;②精力减退或注意力不集中;③有言语动作的减少或容易被激惹;④自我评价过低、自卑、自责、抱怨心理严重,或有内疚感;⑤思维迟钝、联想困难、反应缓慢、自觉思考领悟能力下降;⑥反复出现自杀的念头,有自残行为;⑦睡眠障碍,如失眠、嗜睡、早醒、彻夜不眠;⑧食欲缺乏,饭量减少,体重明显降低;⑨性欲减退。

第五节　抑郁症的药物治疗

抑郁症最主要的治疗方法是药物治疗,药物可以从根本上改善抑郁症患者的抑郁状态。治疗上因人而异,要根据个体化治疗的原则,宜从小剂量开始,后逐渐加大剂量。抗抑郁药物有很多种,总体上可以分为六大类:单胺氧化酶抑制剂、三环类抗抑郁药物、选择性 NE 重摄取抑制剂、选择性 5-羟色胺再摄取抑制剂、5-羟色胺和 NE 再摄取抑制剂及去甲肾上腺素能和5-羟色胺能抗抑郁剂。临床上,对抑郁症的用药治疗中,发现一些药物有严重不良反应而被淘汰,如单胺氧化酶抑制剂可以引起对肝脏的严重损害。三环类抗抑郁药作用复杂,对脑内单胺类递质没有选择性和特异性,而且会产生抗胆碱的不良反应,如口干、口渴、尿不尽、便秘、视力模糊、失明、颅内压增高等,对心脏有明显的不良反应,如房室传导阻滞、二尖瓣关闭异常、心衰、窦房结失常、心律失常、心肌梗死等,神经症状如不自主抽搐、肌肉强直、共济失调等。三环类抗抑郁药物亦因会对神经系统、心血管系统等造成不同程度的损害,在使用方面也受到了一些限制。选择性 NE 重摄取抑制剂属于四环类抗抑郁药,作用温和,不良反应与三环类相似,但较轻,对肝脏的损伤较小,白天嗜睡作用轻。选择性 5-羟色胺再摄取抑制剂作用温和,不良反应与三环类相似,但较轻,对肝脏的影响少见,白天嗜睡作用轻。5-羟色胺能抗抑郁剂常见的不良反应是头昏眩晕、嗜睡倦怠。随着对抗抑郁药的深入研究,三环类抗抑郁药物和单胺氧化酶抑制剂逐渐被新一代抗抑郁药 5-羟色胺再摄取抑制剂、5-羟色胺能抗抑郁剂所替代,它们与三环类抗抑郁药物和单胺氧化酶抑制剂相比,不良反应较少,安全性较高。

附　录

附录一　名家医案医论妙法解析

一、林佩琴医案

丁某某,神伤思虑则肉脱,意伤忧愁则肢废。高年忧思菀结,损动肝脾,右胁气痛,攻胸引背,不能平卧,气粗液夺,食少便难。由肝胃不和,腑不司降。耳鸣,肢痹,体瘦,脉弦,风动阳升,脂肉消铄,有晕仆之惧。香岩谓肝为刚脏,忌用刚药。仲景法肝病治胃,是有取乎酸泄通降之品矣。

【处方】 白芍、木瓜、牡蛎、金橘皮、苏子、蒌仁、杏仁、归须、枳壳,再服颇适。

然症由情怀内起,宜娱情善调,不宜专恃药饵也。

(节选自林佩琴《类证治裁》,中国医药科技出版社 2011 年版)

二、龚廷贤医案

医案1

管藩相夫人。患者因气郁生火,每至夜半不睡,口干烦渴,吐黏痰,必欲茶水漱口,舌上赤黑皮厚,胸痞嘈杂,饮食少思。余诊两寸脉洪数,两尺脉空虚,右气口盛。此上盛下虚,血虚气郁有火也。以四物汤加生地黄、黄连、麦冬、知母、贝母、天花粉、玄参、栀子、桔梗、枳实、青皮、甘草,数剂奏效。

又以六味地黄丸加生地黄、麦冬、知母、玄参、天花粉、贝母、五味子、黄连,1 剂而安。

医案 2

信陵府桂台殿下夫人,患者因性气不好,一怒即便呕吐,胸膈不利,烦躁不睡,腹痛便秘,食下即吐。已经八日,心慌喘急垂危,后事已备,举家哭泣,召余诊。六脉垂危,此血虚胃弱、气郁痰火也。

以二陈汤加姜黄连、酒芩、炒栀子、当归、酒白芍、香附、竹茹、白芍,入竹沥、姜汁,2剂为安。

（节选自龚廷贤《寿世保元》,中国医药科技出版社 2011 年版）

三、薛生白医案

问病起于功名未遂,情志郁勃。人身之气,左升右降。怒必木火暴升,肝胆横逆,肺反为木火乘侮,全无制木之权。呼吸病加,络血被气火扰动,亦令溢出上窍。更加勤读苦功,身静心动,君相何由以宁? 春夏频发,地中气升,阳气应之。内起之病,关系脏真,情志安和,庶病可却。

【处方】 牡丹皮、钩藤、石斛、白芍、薏苡仁、苏子、藕汁、真降香。

（节选自神州医学社新编《薛生白医案》,上海世界书局 1923 年版）

四、王旭高医论

医论 1

凡脏邪,惟虚则受之,而实则不受;惟实者能传,而虚则不传。仲景肝病实脾,治肝邪之盛也。《内经》云肝病缓中,治肝体之虚也。此证肝气有余,肝血不足,法宜两顾为得。

【处方】 归身、白芍、沙苑子、枸杞子、冬术、茯神、青皮、陈皮、香附、金铃子、砂仁。

【解析】 议论确凿,非胸中有古书不能道。方亦精到,方中归、芍、杞、苑,所以养肝血;青、陈、香、铃,所以疏肝气。

医论 2

血虚而有瘀,气虚而有滞。血虚则心跳,血瘀则少腹结块,且多淋带。气虚故无力,气滞故胸胀满也。补而化之,调而理之。

【处方】 党参、川芎、茯神、陈皮、川续断、归身、香附、白芍、木香、砂仁、玫瑰花。

【解析】 补而不滞,畅而不克,此之谓正理。此等方看似寻常,其实颇费斟酌。病机错杂,殊难着手。惟此症每多痰湿阻遏,须略参、姜、桂以温化之。

医论3

营虚气郁。营虚则内热,气郁则脘胀。法为养营舒郁。

【处方】 丹参、香附、川贝母、归身、枣仁、陈皮、牛膝、何首乌(制)、续断、砂仁、红枣。

【解析】 此虚实互治之法,尚宜增栀、丹以化气火,续断、牛膝可去之。

医案

心胸觉冷,经事数月一来,食入则腹中胀痛。寒痰气郁,凝滞不通。当以辛温宣畅,遵熟料五积意。

【处方】 半夏、茯苓、桂枝、苍术、芍药、川芎、丹参、归身、川厚朴、甘草、陈皮、枳壳、高良姜。

【解析】 此照五积原方,去麻、桔、芷,加丹参,用药极其熨帖。积寒为患,了然在目,引用古方颇能熨帖。宜其效若桴鼓也。再诊时予苦辛温通之剂,能调经散瘀,用之而效。益信古人言不妄发,法不妄立,在用者何如耳。

(节选自王泰林《王旭高临证医案》,中国医药科技出版社 2012 年版)

五、马培之医论

医论

郁之一证,共有六条,气、血、痰、火、湿、食也。脉象虚弦,左细,右关浮弦滑疾。郁损心脾,肝胃不清,痰气阻滞于中,胸脘不舒,饮食入胃则气闭神昏,牙紧肢冷,背俞作胀,吞酸作吐,脾阳不升,浊痰上蒙清窍,左目红丝,瞳神缩小,视物不明,胃浊不降,大便艰难,目眶青黑,痰滞于脾,经来腹痛,木郁不达。拟和畅肝脾、化痰舒郁。

【处方】 丹参、半夏、橘红、郁金、蒺藜、枳壳、山栀、茯苓、远志、竹茹、石菖蒲、佛手。

【解析】 方中已用山栀,应加牡丹皮以配之。

医案1

林某,郁损心脾,木不条畅,胸咽作梗,心悸腹鸣作痛,食不甘味,拟调畅心脾,以舒木郁。

【处方】 党参、山药、远志、酸枣仁、郁金、白术、佩兰、煅龙齿、龙眼肉、当归、炙甘草、金橘叶、广木香、红枣。

二诊:进养营合妙香散,养心脾以开郁,心神较安,胃亦较舒,前法进治。

【处方】 党参、酸枣仁、远志、佩兰、炙甘草、陈皮、麦芽、红枣、白术、茯苓、当归、龙眼肉、广术香、煅龙齿。

【膏方】 潞党参、龙眼肉、煅龙齿、怀山药、枣仁各 90 g,沙苑子、茯神各 60 g,当归、佩兰、炒白术、合欢皮各 45 g,炙甘草 12 g,木香 15 g,白芍、香附各 30 g,红枣 125 g。

煎汁 3 次,冰糖 250 g 收膏。

【解析】 养心脾为主,舒肝郁为辅。

医案 2

姚某,卢州府。胃之大络,名曰虚里,入于脾而布于咽。恼怒动肝,肝阳上升,虚里受病,始则会厌作梗,似有物阻,继之胸闷嗳气,食入不舒。拟抑木畅中。

【处方】 蒺藜 9 g,丹参、茯苓各 6 g,郁金、法半夏、当归各 4.5 g,金橘叶 10 片,砂仁 1.8 g,佛手 1.5 g,乌药 2.4 g,陈皮、枳壳、苏梗各 3 g。

二诊:嗳气已减,会厌亦舒,胸脘又复作痛,厥气未和,治宜宣泄。

【处方】 当归、蒺藜、法半夏、沉香、茯苓、木香、槟榔、佩兰、乌药、陈皮(盐水炒)、枳壳。

原方去槟榔,加玫瑰花、南沙参、生姜各 30 g,煎汤泛丸。

【解析】 此即梅核气证,多由肝郁气滞痰凝,咽部痰气互结所致。《金匮要略》所谓:"咽中如有炙脔。"吞之不下,吐之不出。常兼见胸脘痞闷,气郁不畅,呃逆恶心。治宜解郁化痰为主。

(节选自马培之《马培之医案》)

六、费伯雄医案

李某,经谓:肝气由左而升,肺气由右而降。故左右为阴阳之道也。夫肝喜条达,而恶抑郁,今胸中作痛,直至左肋,是痰气郁结,胸中无由展舒之故。治宜抑木和中,以清痰气。

【处方】 木香、佛手、橘饼、藿梗、白芍、制陈皮、白蔻、郁金、炙甘草、炒苏子、法半夏、刺蒺藜。

复诊:症势悉松,湿郁困脾未清,胃气逆满,胸痞嗳噫,苔浊厌食,神疲内热,乃肝脾郁结,七情间病,再用四七汤加味。

(节选自费伯雄《医醇賸义》,中国医药科技出版社 2011 年版)

七、王燕昌医案

一女子,年 15 岁,忽嬉笑怒骂,经巫婆治数日更甚。医用天麻、天南星、半夏、防风、桂枝、朱砂等药,止而复发。

诊得六脉沉细略数,望其目赤、唇红,问其二便有热。乃用逍遥散加山栀、牡丹皮同十枣汤,1 剂症止,3 剂痊愈,盖思有所郁兼脏躁也。

(节选自王燕昌《王氏医存》,江苏科学技术出版社 1983 年版)

八、张聿青医案

毕某,抑郁伤肝,肝气纵横,木来克土,上吐下泻,有似痧气。如此严寒,何来痧秽,其为木土相仇,显然可见。匝月以来,腹中有形,不时攻筑,肝脏郁怒冲突之气也。此时极宜舒郁,而失于调治,以致气滞腹满,脾土不能运旋,浊痰因而难化,遂令弥漫神机,神情呆钝。脉象沉郁,重取带弦,而尺中无力。深入险地,不过言治。勉拟化痰以通神机,木旺正虚,无暇过问矣。

【处方】 制半夏 6 g,瓜蒌汁(蜜汁炒研)15 g,炒枳壳 5 g,石菖蒲、远志肉各 2 g,薤白头 9 g,陈胆南星、桔梗各 3 g,生姜汁 3 茶匙,白金丸 2 g,开水送下。

改方去白金丸加白蜜。

(节选自吴少祯《张聿青医案》,中国医药科技出版社 2014 年版)

九、丁甘仁医案

医案 1

徐某,无故悲泣,脾虚脏躁,神不安舍,痰热居之,神识时清时昧,谵语郑声,脉象虚弦而滑。宜养阴柔肝,清神涤痰,然非旦夕可以图功也。

【处方】 生白芍、竹沥、半夏、川贝母、象贝母各 6 g,牡蛎(先煎)、浮小麦各 12 g,青龙齿(先煎)、炒枣仁、炒朱茯神、黑豆衣各 9 g,炙远志 3 g,天竺黄、炒竹茹(枳实炭 3 g 同炒)、合欢皮各 5 g,红枣 5 枚。

【解析】 脾虚营血生化无源,不能奉养心神,心神不宁而无故悲泣,今脾虚失运,湿蕴成痰,且脏阴不足,肝火上扰,夹痰蒙蔽清窍,故神识时清时昧。故甘麦大枣汤去甘草加枣仁补虚和中,养血安神;远志、合欢皮、茯神定

147

志疏郁安神;半夏、枳实、天竺黄、贝母、竹茹化痰清热;白芍、青龙齿、牡蛎柔肝平潜上扰之肝火。合而共奏养阴柔肝,清神涤痰之功。

医案 2

宋某,恙由抑郁起见,情志不适,气阻血瘀,土受木克,胃乏生化,无血以下注冲任,经闭一载,纳少形瘦,临晚寒热,咳嗽痰沫甚多。脉象左虚弦,右濡涩。经所谓二阳之病发心脾,有不得隐曲,女子不月,其传为风消,再传为息贲。若加气促,则不治矣。姑拟逍遥合归脾、大黄䗪虫丸,复方图治。

【处方】 全当归、茺蔚子、甜杏仁、北秫米各 10 g,大白芍、紫丹参、川贝母各 6 g,银柴胡 3 g,炒潞党参、炙远志各 3 g,炒白术、甘草各 2 g。大黄䗪虫丸 3 g,每日吞服,以经通为度。

复诊:临晚寒热虽则轻减,而咳嗽依然,经闭纳少。舌光无苔,脉左弦右涩。此血室干枯,木火刑金,脾胃生化无权,还须怡情适怀,以助药力。今拟培土生金,养血通经,然亦非旦夕所能图功者也。

【处方】 蛤粉炒阿胶、川贝母、紫丹参、怀牛膝各 6 g,茯神、怀山药、甜光杏仁、茺蔚子、全当归、北秫米(包)各 10 g,广艾绒 2 g,藏红花 2.5 g。大黄䗪虫丸 3 g,每日吞服。

(节选自沈仲理《丁甘仁临证医集》,上海中医药大学出版社 2000 年版)

十、金子久医论

见症从杂,多是肝病。身半以上,痛势殊少;身半以下,痛处甚多。下焦乃肝肾行脉之所,下痛是肝肾阴分有亏。气入于络,风乘于巅,或有头痛,或有手肿。脉象细弦,舌质黄腻。和肝脾之气血,调左右之升降。

【处方】 归身、丹参、香附、丝瓜络、玫瑰、橘络、白芍、川芎、茺蔚子、杜仲、茯神、桑叶。

(节选自秦伯未《清代名医医案精华》,上海科学技术出版社 2011 年版)

十一、周小农医案

医案 1

都根泉,小渲米贩,操舟沪杭。乙卯四月育蚕时,负重量之桑叶回,见其室人为非,气闪动肝,腰胁大痛。来诊时在舟,不能转侧。以外伤腰痛为剧,嘱转就邵涵培处就诊。治用手法伤膏,内服之药理气活血为主。越日其父来城云,伤痛减,内病重,邀余下乡诊视。脉弦数疾,苔白,气喘无片刻之停,仰坐不卧,饮食不进。诲悉肝气极重,腰疼虽减,胸胁犹痛。降气宣络,清肝行血为治。如旋覆花、赭石、半夏、新绛、葱管、橘络、生香附、归须、牡丹皮、金铃子、延胡索等。另以伽南香、琥珀、乳香、没药,研末调服。2剂,气喘渐定,调理至秋令,犹有微觉腰痛,多行气逆,不能到外作贩,即复来诊。其形清瘦,脉虚无力,审知欲事素勤,肾气内亏。宜治内损而理气郁。以当归、赤芍、白芍、川芎、山萸肉、生地黄、何首乌、玉竹、补骨脂、牡丹皮、合欢皮、杜仲、牛膝、狗脊、骨碎补、五味子、蛤蚧,以炼蜜及鸡血藤胶烊化为丸。服1剂,短气腰楚均告退矣。

医案2

荣秉之三令爱,幼因闻受聘夫之噩信,每每寡欢。辛丑春月,忽头眩欲仆,手足冷,耳鸣,心悸,轰热。以为肝郁所酿,用天麻、蒺藜、蛤壳、牡蛎、磁石、甘菊、茯神、桑叶、牡丹皮、龙齿、合欢皮、白芍、川贝母等,诸症均减。因郁闷不解,气机不畅,用老苏梗、郁金、木蝴蝶、绿萼梅、蒺藜、橘叶络、茯神、远志、牡丹皮,郁闷循解。惟轰热屡用初方未应,继审肝脉甚实,加羚羊角,大减。此忧郁而成肝病,乃以清木火而验。

（节选自周小农《周小农医案》,上海科学技术出版社2011年版）

十二、言庚孚医案

屈某,女,36岁,工人。初诊日期:1978年3月24日。

1年前进城访亲,突然感胸闷不适,瞬时又觉两耳失听,不一时患者睁目直视,言语难出,两上肢置于背后,不易抽开,挺胸直立,不肯走动,在原地站立15分钟左右肌肉松弛,活动自如,诸症消失。患者诉:发作时神志尚清,但自己无法控制,且惧旁人笑话,嗣后,每逢惊吓、拥挤、喧闹或情绪激动等均可发作。就诊时正遇发作。询问病史,得知10多年来时有头昏乏力,胁胀口苦,便结溲黄,喜独自静坐,默不作声,有时情绪急躁。诊查:脉弦稍数,舌质红,苔薄黄,面红目赤,此肝气郁结,久郁化火,状似痉实非痉也,治取清肝解郁之法,取丹栀逍遥散合四逆散。

【处方】 柴胡、全当归、大白芍、云茯苓、炒栀仁、炒白术、粉丹皮各10 g,炙甘草6 g。外用卧龙丹少许速吹入鼻取嚏。

二诊:投药5剂后,便结、溲黄、口苦、胁胀均有好转,未再发作,脉弦数,舌红,苔薄白,嘱继用原方 4 剂。

三诊:仍未发作,脉象渐缓,舌无变化,肝郁化火,病已多年,势必阴血不足,肝气仍应疏理,营血亦当调养。养血营筋,筋脉拘急之状可缓,治取柔肝疏肝,养阴清热。

【处方】 百合 25 g,大生地黄 15 g,肥知母、柴胡、川楝子、当归身各 10 g,炒白芍、云茯苓各 12 g,粉甘草 3 g。

四诊:上方共服 16 剂,已 2 个月未复发。嘱停药观察。

【解析】 本案郁证,病机为肝气郁而化火。本例多年来情志不畅致使肝郁不舒,久郁化火,营血被灼,筋脉失养,表现为拘急、一身僵硬之症。但无抽搐,与痫症不同。此病本为肝血不足,标为郁火上炎,郁火未清,养血柔肝难以取效,先用丹栀逍遥散舒肝而清火,郁火渐清,当治其本,选用百合知母、百合地黄汤加柔肝舒肝之品,标本缓急不可不研。用卧龙丹取嚏以开窍,为一种急救之法。

(节选自言庚孚《言庚孚医疗经验集》,湖南科学技术出版社 1980 年版)

十三、叶熙春医案

姜某,女,34 岁。绍兴人。

素体阴虚,又加情志郁结,寐况不佳,由来多时,食少便秘;迨因受惊,昨起突然哭笑无常,哈欠频作,躁烦心悸,彻夜难眠。口干舌绛,脉来弦细而数。

【处方】 甘草、广郁金各 6 g,浮小麦 30 g,生枣仁(杵)、熟枣仁(杵)、麦冬、肥知母各 10 g,大生地黄 20 g,野百合、茯神、炒柏子仁(打)各 12 g,石菖蒲 5 g,大枣 10 枚。

二诊:前方连服 5 剂,寐况好转,大便通润,情志已趋稳定,哈欠不作,躁烦心悸亦差。再宗原法出入。

【处方】 甘草 5 g,浮小麦 30 g,青龙齿(杵,先煎)、炒枣仁(杵)、茯神各 10 g,麦冬、炒柏子仁(杵)各 10 g,大生地黄 20 g,广郁金、生白芍各 6 g,大枣 8 枚。

(节选自叶熙春《叶熙春医案》,人民卫生出版社 1965 年版)

十四、何任医案

沈某,女,40岁。初诊:1974年3月31日。

脏躁烦恚,郁闷失眠,缘于焦急,带下频仍,纳滞。

【处方】　炙甘草、枳实各6 g,浮小麦60 g,山药30 g,白芍9 g,柴胡4.5 g,焦枣仁10 g,白术、大枣各15 g。7剂。

4月10日复诊:药后郁闷已解,睡眠安好,自感舒适,以完带法为续。

【处方】　党参、炒白芍、车前子各9 g,炙甘草、柴胡、炒荆芥各4.5 g,山药、白术各30 g,苍术、陈皮各6 g,焦枣仁12 g。6剂。

【解析】　甘麦大枣汤为《金匮要略》中治疗脏躁的一张效方。本案叙证、叙因简明扼要,处方则以甘麦大枣汤合四逆散,既养心脾,又舒郁结,增入枣仁以宁心安神,白术、山药以健脾治带,药皆对症,7剂而脏躁解除。复诊以完带汤健脾益气,化湿止带。用古方治今病,贵在善于掌握运用,才能得到显著疗效。

(节选自何若苹《何任医案实录》,中国中医药出版社2012年版)

十五、印会河医案

医案1

李姓妇人,年30余,农民,住江苏省靖江县礼士乡。

1954年春,抑郁寡欢,内心畏怯,渐至不言不笑,畏光,多呵欠,闻声则惊恐倍增,不时悲伤痛哭,涕泪纵横。询之,病人自谓二三月来身畔经常见有一人跟随,终日不离左右,呼之不应,驱之不退,颇以为累。诊得脉沉细而微,舌白,面色黯然。据《金匮要略》妇人脏躁病及五脏风寒积聚篇谓:邪哭使魂魄不安者,血气少也;血气少者,属于心;心气虚者,其人则畏,合目则眠,梦远行而精神离散,魂魄妄行。因之诊为妇人脏躁,以甘麦大枣汤为主。

【处方】　生甘草12 g,浮小麦30 g,大枣10枚,归身、柏子仁、茯神、远志、酸枣仁(炒)各10 g,五味子3 g,赤油桂2 g。煎服3剂而愈。

医案2

徐某,女,40岁,未嫁,江苏靖江九圩乡人,平素身体健实。1954年春,突患邪哭不止,泪出溱溱,虽自觉其无谓,但不能强制之,询之起于行经以后。时感心中悬悬,多呵欠,两眼畏光,常以手掩面,舌白,脉虚细。当亦诊为脏躁病。

【处方】 生甘草15 g,浮小麦45 g,大枣12 枚,灵磁石30 g,茯神10 g,远志6 g,五味子3 g。2 剂即愈。

【解析】 2例均为脏躁,以甘麦大枣汤主之。

（节选自印会河《名医印会河教授抓主症经验集粹》）

十六、蒲辅周医案

医案1

胡某,女,40 岁。1961 年9 月30 日初诊。

眩晕,耳鸣,易怒易哭,烦躁,身颤,精神不快尤甚。重时常晕倒,心悸怔忡,2～3 小时才能恢复。月经量甚多,周期规律。生育6 胎。面色萎黄不泽,血红蛋白85 g/L,大便偏干。脉沉弱,舌淡无苔。属血虚心肝失养,下虚上眩,治宜滋养心肝。

【处方】 桑葚120 g,熟地黄、珍珠母、白人参、龙骨各90 g,龙眼肉、茯神各30 g,山药、山萸肉、枸杞子、巴戟肉、肉苁蓉、龟甲、红枣、枣仁、阿胶各60 g,琥珀粉15 g。

慢火浓煎3 次,取汁再浓缩,入琥珀粉,烊化阿胶,加炼蜜为膏。早、晚各服6 g,开水冲服。

11 月1 日二诊:服药后病情明显缓解,前天生气着急,又引起犯病,言语不能自主,烦躁,易怒,夜不能寐,头目晕眩,走路身不稳,恐惧。脉左关独弦数,舌正无苔。属肝肾阴虚,水火不相济,治宜滋肝潜阳。

【处方】 酸枣仁、石决明、珍珠母各15 g,茯苓、甘菊各6 g,知母、川芎、炙甘草各3 g,白蒺藜10 g,浮小麦12 g,大枣6 枚,羚羊角粉(分吞)10.2 g。

11 月8 日三诊:药后渐安静舒适。脉左关弦缓,余沉缓,舌正无苔。原方加石斛10 g,沉香粉(冲服)1 g。

11 月20 日四诊:自觉症状已轻微,病情稳定。脉沉弦细,舌同前。第一方加灵磁石60 g,龟甲90 g,炼成膏后和入羚羊角粉15 g。早、晚各服6 g。

医案2

张某,男,42 岁。1964 年5 月27 日初诊。

1963 年4 月起,自觉咽喉不舒畅,渐有梗阻之象,继则食管天突穴处似有堵物,咳之不出,咽之不下。西藏数医院皆疑为肿瘤,心情更加忧郁,据述某些中医认为工作繁忙,劳累致虚,服中药共 200 多剂,病情亦未改善。自觉梗阻之物增大如鸡子,妨碍吞咽,甚则微痛,不能吃硬的食物,经常大便秘结难解,便秘时伴有腹胀且痛,咽喉更觉不舒,不思饮食,胸部不适,平时常有头痛头晕,形体渐瘦,特来北京诊疗。在某医院检查,已除外食管癌,食管亦未发现其他异常,唯十二指肠有痉挛现象,自觉症状依然如前,近 4 日未大便,脘腹胀满,伴有嗳气厌食,得矢气较舒,小便黄,工作劳累之后常有心慌,睡眠不实,多梦。1961 年曾在新疆手术切除肠系膜囊肿。脉沉弦迟,舌质正红,苔薄白带秽,综合脉症,病属气滞热郁,三焦不利,治宜开胸降逆。

【处方】 全瓜蒌15g,薤白、法半夏各9g,黄连2.4g,姜黄、降香、炒枳实各3g,郁李仁、路路通各6g,川厚朴4.5g。3 剂。

1964 年 6 月 1 日二诊:服药后喉部堵塞感减轻,肠鸣矢气多,腹胀转松,食欲好转,大便每日 1 次,量少成形,睡眠略安,脉沉弦有力,舌质正常,秽腻苔减。继调三焦,宣通郁热,以原方加通草 3g,继服 5 剂。

6 月 6 日三诊:服药后腹胀已除,矢气亦少,小便已不黄,饮食接近正常,唯大便干燥难解,有时只能便出杏核大的黑色粪块,咽部已觉舒畅。脉沉弦细,舌正苔退。原方去黄连加柏子仁 6g,火麻仁(打)9g,连进 5 剂。

6 月 8 日四诊:服上药 2 剂后,大便转正常,精神转佳,若吃硬物咽喉尚有轻微阻滞,因工作关系,明天即将离京,患者自觉病除八九,脉缓有力,舌质正常无苔,郁热已解,肠胃渐和,宜继续调和肝胃,并清余热,嘱将 5 剂汤药服完后,继续再服丸剂 1 个月,以资稳固。每日上午服越鞠丸 6g,以解郁热;每晚用蜂蜜 30g,冲开水和匀服,以滋阴液。并嘱改善性情急躁,庶不再生此病。

【解析】 此案梅核气,为郁证实证,属气滞痰郁化热型。患者心情忧郁,肝郁乘脾,脾运失健,生湿聚痰,痰气郁结于胸膈之上,故自觉咽喉不舒畅,渐有梗阻之象,继则食管天突穴处似有堵物,吐之不出,咽之不下,且伴胸闷,腹胀。郁久则必化热,故便秘、小便黄。治宜利气解郁,化痰清热。方拟半夏厚朴汤加减。方中半夏降逆化痰,厚朴、枳实除痞散满;因郁久化热,故不用辛温的紫苏、生姜,而加用黄连苦泄清热;全瓜蒌清热化痰,行气除满;薤白通阳行气开胸;郁李仁泻肝而兼通利阳明;降香解血中滞气;路路通、姜黄舒畅气机。如是则改变了前医皆作虚治之误,避免了滋腻之品壅滞气机、助长郁热,而无实实之弊。服第一次药后,喉部堵塞感即觉减轻,矢气增多,腹胀转松,已见三焦气机初转之效。再诊加通草以利肺气,咽喉部更觉舒畅,唯大便干燥难解,故再去黄连之苦燥,转加柏子仁、火麻仁润下,大便亦得正常。患者自觉病除八九,乃予越鞠丸解郁热,调肝脾,再嘱服蜂蜜滋阴润燥,甘受其气,共善其后。

（节选自中国中医研究院主编《蒲辅周医案》,人民卫生出版社 2005 年版）

十七、金寿山医案

申某,女,年 50 余。

患者思想不能集中,凡事随过即忘,夜多噩梦,耳鸣不已,嗅觉丧失,视不辨形,食不知味,而有关神经科各种检查都正常。病历多年,中西诸药不应。脉象弦细,舌色偏红,血压正常。初用甘麦大枣加滋阴养血之药,7 剂后头面诸窍偶有清明之时。其后改用益气、疏肝之法,不应。遂用百合、生地黄、代赭石、益元散、浮小麦、炙甘草、阿胶、川黄连、白芍、鸡子黄等药。这张处方不但把百合地黄汤与甘麦大枣汤合并使用,而且把百合滑石代赭石汤、百合鸡子汤也用上,还加入黄连阿胶汤。服后开始见效,诸症减轻。以后续用原方加减,先睡眠得安,感觉改善,精神较能集中,到能写信,能外出活动,能回忆往事。但一度从感觉迟钝转为兴奋,语言滔滔不绝,以致声音嘶哑。坚守原法不变,调治数月,诸症全部消失,停药而愈。

（节选自金寿山《金寿山医案》）

十八、黄文东医案

医案 1

李某,女,48 岁,工人。初诊:1975 年 5 月 17 日。

近年来,头痛持续不已,剧痛时引起泛恶,情绪抑郁不乐,急躁易怒,多疑,精神恍惚,耳中时闻语言声,听后更增烦闷,有时悲伤欲哭,睡眠甚差,噩梦引起惊恐,耳鸣,头昏,腰酸,白带甚多,神疲乏力,面色无华。舌苔薄腻,脉细数。长期服镇静药,效果不显。以上诸症,由于思虑忧愁过度,耗伤心气,兼有肝郁气滞,风阳上扰所引起。治拟养心安神,疏肝解郁。

【处方】 炙甘草、郁金、石菖蒲、陈胆南星各 10 g,浮小麦、夜交藤各 30 g,大枣 5 枚,铁落(先煎)60 g,蝎蜈片 6 片(分 2 次吞服)。7 剂。

5月24日二诊:月经来潮,情绪急躁,头痛较以往减轻,其余症状基本如前,耳中语声已少。日前小便频急而痛,尿常规白细胞满视野,曾服呋喃妥因药片,胃中不舒,现已停服。再以原方加减。

【处方】 原方去大枣、石菖蒲,加黄芩、知母各12 g。7剂。

5月31日三诊:近日上午头痛已除,下午头痛较减,睡眠已有进步,中午亦能入睡片刻,烦躁已少,耳中仍有语言声,尿频减少。再守原法。

【处方】 炙甘草、郁金、丹参各10 g,夜交藤、浮小麦各30 g,大枣5枚,知母15 g,铁落(先煎)60 g,蝎蜈片6片(分2次吞服)。7剂。

6月7日四诊:上午头痛未发,下午仅有轻微头痛,近日月经来潮,亦未见大发作。晚上安睡,午睡可达1小时,耳中人语声续减。舌苔薄腻,脉细不数(82次/分)。再守原法。

【处方】 夜交藤、浮小麦各30 g,大枣5枚,炙甘草、郁金、石菖蒲、丹参各10 g,铁落(先煎)60 g。7剂。

另都梁片(白芷研粉成药片,每片0.3 g)100片,每日3次,每次5片,吞服。

6月14日五诊:睡眠较好,但有梦,有时感乏力,疲劳则觉疼痛,程度较轻,面白少华。脉细,舌质红。再守原法。

【处方】 前方去石菖蒲,加白芍10 g。7剂。

6月21日六诊:1周来仅昨日头痛小发,睡安,日夜可睡9小时以上,心烦及梦均减,有时精神欠佳。平时已无耳语,但在安静时偶有出现,情绪开朗。脉细,苔薄腻。再予前法加入补益气血之品。

【处方】 浮小麦30 g,大枣5枚,炙甘草、党参、白术、白芍、丹参各10 g,炙远志5 g。7剂。

医案2

刘某,男,53岁,职工。初诊:1965年11月1日。

右胁下痞气,胀及脘部,卧则较舒,大便不爽。舌质红,苔薄腻,脉小弦。病因劳累而起,已近2年,肝脾不和,气滞成痞。治以疏肝调气,健脾消痞之法。

【处方】 赤芍15 g,制香附、生枳实、六神曲、延胡索各9 g,柴胡、广木香各6 g,带壳砂仁2.4 g,路路通、炙甘草各4.5 g。3剂。

11月5日二诊:服上方后,左胁及脘部痞已减,舌、脉如前。再与前法加减。

【处方】 前方去延胡索、六神曲、路路通，加青皮、陈皮各 1.5 g，牡蛎 18 g。3 剂。

11 月 9 日三诊：右胁部时觉痞胀，舌质红，脉弦细。肝气失于疏泄，脾胃运化不健。今拟和营调气为主。

【处方】 丹参、延胡索、制香附、白蒺藜、当归各 9 g，赤芍、白芍各 6 g，牡蛎 15 g，软柴胡、青皮、陈皮、陈木瓜各 4.5 g。3 剂。

11 月 17 日四诊：右胁部痞胀渐减，用力后气上逆至脘部，大便不畅，舌质红，脉弦细。肝经气机不和，横逆犯胃。再从原法出入。

【处方】 前方去木瓜，加火麻仁（研）2 g，牡蛎加至 30 g。3 剂。

12 月 25 日五诊：停药多天，右胁部痞胀轻微，大便不畅，仍拟逍遥散加减。

【处方】 当归、赤芍、白芍、丹参、制香附、白蒺藜各 9 g，延胡索 6 g，柴胡、青皮、陈皮、陈香橼皮各 4.5 g，煅牡蛎 15 g。5 剂。

【解析】 本案为肝气郁结型郁证。肝气郁结，气机不畅，右胁下痞气作胀。肝气乘脾，肝气不和则胀窜脘部，大便不爽。病已 2 年，日久成虚，故卧则较舒。治宜疏肝调气，健脾消痞。方拟柴胡疏肝散加减。方中柴胡、枳实、香附、白芍解肝经气郁为主药，砂仁、木香和中理气，六神曲、甘草健脾消痞，延胡索、路路通、赤芍理气活血通络。3 剂中病，二诊改入青陈皮守效，再益牡蛎重镇，以防气窜。三诊改入逍遥散加强疏肝和营之功，复加白蒺藜平肝，木瓜通络化湿助运，丹参活血散结。四诊加重牡蛎，以对气逆上冲脘部，火麻仁润肠通便。五诊症轻向愈，故守原方益陈香橼皮，继续行气运血，以图根治。

（节选自上海中医学院附属龙华医院编著《黄文东医案》，
上海科学技术出版社 2008 年版）

十九、王占玺医案

董某，36 岁，干部。

患者 3 年前始感神衰。自 3 月前曾因送病人去精神病医院时，看到精神病医院患者精神失常，自己精神过于紧张，归后夜间突然感到四肢无力，手脚发凉，心慌气短，不能活动，经针灸治疗，休息 20 余天始可出门。因当地治疗无效，于 1964 年 1 月来某医院治疗。治疗月余见效，但仍心神不定，不能入睡，自觉有时闹心，有时欲哭，有时欲笑，有时有欲狂躁感，头后部发麻，接着自觉神晕，常犹如此作，于 1965 年 2 月来门诊。舌质嫩红，苔白，脉两寸俱弱，关脉稍滑。膝腱反射亢进。此"阴虚脏躁"，遂予甘麦大枣汤与百合地黄汤加味。

【处方】　炙甘草、党参各 12 g，浮小麦、百合各 45 g，大枣(去核)15 枚，鲜生地黄、滑石散(包煎)各 18 g，生黄芪 10 g。每天煎服 1 剂。以此方加减服 30 余剂，上述症状基本消失，于 1965 年 4 月 22 日返回工作。

【解析】　本案为郁证中的虚证，患者心阴不足，神不守舍，故 3 年前即患神衰。本次发病则因精神过度紧张而致忧郁不解，更使心阴耗伤，故症见心神不宁、不能入睡、闹心欲哭，阴虚火旺，故有时欲狂躁。纵观诸症，此即《金匮要略》所谓"脏躁"证是也。患者脏阴不足，故舌质嫩红；累及心气不足，故每稍紧张则心跳气短，脉两寸俱弱；肝郁乘脾，故关脉稍滑。治宜养心安神，和中缓急。以甘麦大枣汤为主方。方中小麦味甘微寒，既能调养心气，以安心神，又能补脾益肝，调养肝气，为方中主药；甘草甘缓和中，大枣甘温益气，两药甘平，质润而性缓，与小麦相伍，能补中益气，养血生津以润脏躁，此即《内经》所谓"肝苦急，急食甘以缓之"之义。再加百合、鲜生地黄滋养脏阴，党参、黄芪益气健脾养心。守方 30 余剂而收功。

(节选自王占玺《王占玺医案》)

二十、吴少怀医案

顾某，女，15 岁，学生。1966 年 2 月 17 日初诊。

病史：久苦胸闷，气短，太息，前额胀痛，咽中如有物贴之，咽之不下，吐之不出，呛咳少痰，饮食可，二便调。

检查：舌苔薄白，脉沉弦滑。

辨证：痰气凝结，肺胃失于宣降。

治法：行气开郁，降气化痰。拟半夏厚朴汤加减。

【处方】　炒杏仁、炒枳壳、生甘草、苏叶各 3 g，半夏、茯苓、生枇杷叶各 6 g，厚朴、旋覆花(布包)各 4.5 g。水煎服。服药 3 剂，诸症消失。

【解析】　本案梅核气，为郁证中气滞痰郁型。郁者是滞而不通之意。金元医家朱丹溪曾以"气血冲和，万病不生，一有怫郁，诸病生焉"立论，创六郁之说,主张先有气郁,而后湿、痰、热、血、食等随之郁,从而为病。此案梅核气的咽中梗阻,如有物贴之,咳之不出,咽之不下,亦是先由于七情郁结,气滞痰阻,上逆阻于经络所致。治疗上主要以行气开郁,降逆化痰为原则,郁开则痰消,诸症自除。因吴氏认为此患者同时兼有久苦胸闷、气短、太息、呛咳、前额胀痛,皆是痰气凝结,肺气不宣,胃失和降之症,必须药因症用,故在半夏厚朴汤的基础上,合以茯苓杏仁甘草汤,在降气化痰的同时加强宣肺健脾的作用。再加枳壳、生枇杷叶行气和胃,旋覆花降逆和肝。药味不过9味,然配伍精炼,剂量也轻,3剂取效,久病获愈。可见治病须辨证明确,方与法合,用药在精不在多,切不可以药堆积为胜。

(节选自吴少怀《吴少怀医案》,山东人民出版社1978年版)

二十一、徐振盛医案

戴某,女,38岁,河北人。初诊1980年6月17日。

自年初以来,头目眩晕,少寐,躁扰心悸,时有口眼歪斜,面如蚁走,手足麻木,多于情志恚怒、情绪激动时加重。并伴有胸闷短气,少食口干,畏风怕冷等。察其面色萎黄,舌体震颤,苔薄黄,脉弦细。证属肝气郁结,心血不足。法当疏气解郁,补养心脾,施方以甘麦大枣汤加减。

【处方】 浮小麦30 g,大枣(切)4枚,炙甘草、柴胡、川芎、陈皮各6 g,琥珀粉(冲服)3 g。10剂。

7月21日二诊:服药后,口眼㖞斜已愈,夜寐渐安,舌苔略退,但胸闷,左侧头部发麻。仍以原方去琥珀,加太子参12 g,白芍、菊花各9 g,石菖蒲5 g,5剂。

8月29日三诊:胸闷已除,情志较畅,唯恶风,风吹后头痛,自觉有凉气上冲,乃久病中虚,卫阳不固,宜益气固表,调和营卫,佐以疏风通络,拟用玉屏风散化裁。

【处方】 黄芪15 g,独活、白术、桂枝、羌活各9 g,牛膝、海风藤、白芍各12 g,炙甘草3 g。10剂。

【解析】 本案属郁证中心血不足、肝气郁结的虚实夹杂型。心血不足则少寐,心悸,头目眩晕;血虚生风则口眼㖞斜,面如蚁走,手足麻木;肝气郁结则胸闷,继而化火则躁扰不宁,情志恚怒,方以甘麦大枣汤加味。方中以小麦调养心阴,宁心安神,此即"心病者宜食麦"之意;更用甘草和中缓急;大枣补虚润燥。上三药合用,甘润滋养,有养血安神之功。再加柴胡、陈皮、川芎疏肝理气解郁;琥珀粉宁心安神;知母育阴清热,以泻肝火。二诊夜寐已安,故去琥珀粉,再加以太子参、白芍、石菖蒲养阴益气、平肝通络以治疗胸闷、头麻。三诊见卫阳不固,易受外邪,故以玉屏风散固表;桂、芍、草调和营卫;复以羌独活、海风藤、川芎、牛膝祛风通络以治风吹后头痛等症。

(节选自徐振盛《徐振盛临证医案》)

二十二、张学文医案

孙某,男,48岁,农民。1980年3月8日初诊。

患者于1979年11月某日因受凉且生气后,自觉喉中如有异物梗塞,吐之不出,咽之不下,伴有咽喉疼痛,纳食减退,每天只能进食100 g许。日渐消瘦,至今体重已下降5~6 kg,四肢无力,畏寒怕冷,记忆力下降,自己怀疑为"癌症",异常恐惧,经检查未见器质性病变,诊见舌暗淡,舌底有瘀斑瘀点,脉沉涩。

辨证:肝失疏泄,瘀阻痰聚,兼夹气虚。

治法:益气活血,化痰开结,佐以疏肝。

【处方】 炙黄芪、丹参各30 g,桂枝9 g,山楂15 g,砂仁6 g,赤芍、延胡索、川芎、鸡内金、桔梗、川贝母(研末冲服)、麦芽各10 g。每日1剂,清水煎,早晚分服。同时肌内注射丹参注射液,每日1次,每次2支(4 mL)。

上方连服15剂后,即诸症大减,饮食渐进,体重渐加,后拟健脾固肾、疏肝化瘀之剂善后,并停用丹参注射液,调养月余而获痊愈。

【解析】 本案梅核气,病机为肝郁脾虚,瘀阻痰凝。肝气郁结,常用逍遥散调治。梅核气证,又多以半夏厚朴汤化裁。而此患者乃有气虚血瘀表现,故不可妄投逍遥散或半夏厚朴汤之属。肝喜条达,疏泄与血行有关;脾主运化,健脾与理气密切。故活血即寓疏肝之意,健脾却有理气之功。且麦芽可以疏肝,川贝母可以化痰。抓住病机,标本同治,故见效尤捷。

(节选自张学文《医案三则》,载《吉林中医药》1984年第1期)

二十三、阎俊山医案

冯某,男,35岁,教师,湖北省黄陂县人。于1962年5月7日就诊。

主诉:咽喉异物样阻塞5个月,吞咽困难3天。

现病史:本病始因元旦饮酒过量,复感风寒。病愈后,则觉咽部有异物阻塞,吐之不出,咽之不下,咽干口苦,伴耳鸣鼻塞,失眠,大便秘结。平素嗜好烟酒,性情急躁易怒,近3天吞咽较困难。经湖北省某地区医院耳鼻喉科检查,未发现异常。

现症:患者面黄消瘦,言语低微,口有臭味,呃逆。舌质淡红,苔薄白,脉弦滑。

诊断:梅核气(气滞热郁型)。

辨证:肝郁气滞,郁而化热。

治法:疏肝解郁,清热降逆。

【处方】 全瓜蒌、旋覆花(布包)各15 g,代赭石30 g,川黄连、降香各9 g,黄芩、柿蒂、桔梗、诃子、青皮、陈皮、法半夏各12 g。3剂。

5月16日二诊:服上方3剂,呃逆和咽部阻塞感稍有减轻,其他症状如前。守上方去法半夏,加大黄、厚朴各15 g。5剂。

5月16日三诊:吞咽食物自如,咽喉梗阻和耳鸣鼻塞症状消失,大便正常,睡觉多梦。上方去大黄、代赭石,加炒枣仁20 g,柏子仁15 g。5剂。

5月23日患者前来告知,诸症消失,精神愉快。劝其平素少吸烟饮酒,勿急躁。

【解析】 此例患者,性情急躁,易气易怒,气滞不舒。加之嗜好饮酒,肝气郁久而化热。故治以疏肝解郁、清热降逆之法,佐以宽胸理气之品,效果满意。

(节选自阎俊山《阎俊山医案》)

二十四、王三怀医案

李某,女,50岁,家庭主妇,延津县通故人。1961年6月5日初诊。

病史:自觉从右胁长出一气块,其状如枣,下行至少腹,左转上行,至左胁,复右行,潜于右胁中,在运行中,听到有节律之钟声,胀疼随气块运转,一夜约十数次。伴有头眩欲呕,夜不入眠,手足心热,口渴不欲饮,饮食减少,腰膝酸软,大便首硬末溏,小便时黄等症。某医院确诊为"神经官能症",经治鲜效。

症见消瘦无力,语声低微。舌红、无苔、津少,脉弦细数。此系肝肾阴虚,气失调达,滞而为聚。治宜滋养阴液,疏肝理气。方用一贯煎加味。

【处方】 枸杞子20 g,生地黄9 g,当归12 g,川楝子、醋香附、地骨皮、炒麦芽、醋青皮、麦冬、沙参、炒枣仁各15 g,生龙骨、生牡蛎各30 g。5剂。

二诊:气块、钟声、胀疼、便干已除。头眩欲呕缓解,手足心热、腰膝酸软均明显减轻,夜能入睡。舌质转润,舌苔有欲生之征,脉沉细。此阴液来复,肝气畅通。拟以六味地黄丸和十全大补丸交替服用。复诊:诸症若失,食量增加,精神倍添。舌苔、质正常,脉和缓有力,病愈停药。

【解析】 肝为厥阴风木之脏,体阴用阳,赖肾水以滋养。肾阴不足,肝失所养,疏泄失司,滞而为聚。气为阳邪,动而少静,循经上下,走窜不定,故现是症。据此,本案以北沙参、枸杞子、麦冬、生地黄、地骨皮、当归滋养肝肾阴液,以川楝子、青皮、香附疏肝理气,使肝肾得养,气机条达,而诸症自瘥。

(节选自王三怀《王三怀医案》)

二十五、翁维良医案

丁某,女,44岁,化学工程师。

1990年1月11日初诊:心情抑郁3年余,睡眠差,每天只睡3~4小时,心烦,多猜疑,常感到活着没有意义,对周围不关心,不愿到人多的地方,也看不进书,不看电视,头晕头胀,疲乏无力,记忆力差,精神不能集中,曾在某精神病院诊断为抑郁性精神病,服氯普噻吨等抗抑郁药,病情仍未能控制,脉滑弦,舌质红,苔黄腻。

辨证:肝郁不舒,气滞血瘀。

治法:疏肝理气,活血通络。

【处方】 五味子、栀子、川大黄、川楝子、柴胡、当归、赤芍、白芍各12 g,郁金、丹参、黄芩、石菖蒲各15 g,合欢皮30 g。

二诊:前方服6剂,大便每日2~3次,偏溏,心烦略有减轻,睡眠仍差,不愿多活动,食纳不香,头晕而胀,疲乏无力,记忆差,脉弦滑,苔薄黄腻,舌质暗红,仍宗前方,前方去大黄,加川芎15 g,生蒲黄12 g。

病人前后服一方加减将近3年余,守法不变,方有小改,如眠差加酸枣仁、夜交藤各15 g,烦躁不安加胡黄连15 g,胸闷加香附12 g,全瓜蒌20 g,病情逐渐缓解,精神稳定,自杀念头渐消,西药停用。表明抑郁症,尤其是有自杀倾向者要密切观察,长期随访,如果病情有好转时则可继续在门诊治疗,同时注意病情会有反复,要注意加强与病人的沟通,增加病人信心十分重要。本例经过长达 3 年观察,证明病情稳定,工作恢复。

　　(节选自翁维良《翁维良临床经验辑要》,中国医药科技出版社 2001 年版)

附录二　解郁本草

　　枸橘叶　又名臭橘、臭枳,味辛、苦,性温。其臭导毒,其宣解郁。疗咽喉怪症生瘘,治后重下痢脓血。《夏子益奇疾方》云:"咽喉生疮,层层如叠。不痛,日久出臭气,废饮食,用臭橘叶煎汤,连服必愈。"李时珍谓此叶"治喉瘘消肿导毒"。其果实亦能治喉蛾。

　　青黛　味咸,性寒,无毒。入肝经。清肝火,解郁结,幼稚惊痫,大方吐血。伤寒发斑,疮生口舌。内服轻浮上达,清火解毒,外用有收水燥湿之功。青黛性凉,中寒者勿与。即阴虚有热者,亦不宜用。解毒治火,固其所长,古方多有用于诸血证者。使非血分实热而病,由于阴虚内热,阳无所附,火空上炎,发为吐衄咯血唾血等证,用之非宜,愈增其病,宜详辨之。

　　生姜　去皮则热,留皮则冷。秦椒为使。恶黄芩、黄连、天鼠屎。辛,微温,无毒。入足阳明、太阴、厥阴及手太阴经。散寒发表,止呕开痰,解郁行血,除嗽下气。除鼻塞头痛之风寒,下胸壅胁满之结实。佐明胶熬,贴风湿痛痹;同半夏煎,下心腹急痛;并茶叶疗诸痢赤白;兼童便治诸中卒暴。通神明而除秽恶,疗狐臭而搽冻耳,医腹痛而平霍乱,散水气而消胀满。性味辛温,入肺而散寒止呕,解郁祛痰,通神明;去秽恶,杀半夏、南星一切毒。姜捣汁温饮,能消症疾。

　　海金沙　此草出黔中,七月收其全科,晒干,以杖击之,则细沙自茎叶中落。味甘,性寒。乃小肠、膀胱血分药也。善通利水道,解郁热、湿热及伤寒热狂、小便癃闭、肿满、热淋、膏浊、血淋、石淋、茎中疼痛,解诸热毒。或丸、或散,皆可用。

　　香附　味苦、辛、微甘,气温。气味俱厚,阳中有阴,血中气药也。专入肝、胆二经,兼行诸经之气。用此者,用其行气血之滞。童便炒,欲其下行;醋炒,则理气痛。开六郁,散寒邪,利三焦,行结滞,消饮食、痰涎、痞满腹胀、胕肿脚气,止心腹、肢体、头目、齿耳诸痛,疗霍乱吐逆、气滞泄泻及吐血、下血、尿血,妇人崩中带下、经脉不调、胎前产后气逆诸病。因能解郁,故曰妇人之要药。然其味辛而动,若阴虚燥热而汗出血失者,概谓其要则大误矣。

香薷　味苦、辛，气寒。气轻，能升能降。散暑热、霍乱、中脘绞痛、小便涩难，清肺热，降胃火，除躁烦，解郁滞。为末水服，可止鼻衄；煮汁顿饮，可除风热转筋，去口臭；湿热水肿者可消。中寒阴脏者须避之。

青皮　味苦、辛，微酸。味厚，沉也。阴中之阳。苦能去滞，酸能入肝，又入少阳、三焦、胆腑。削坚癖，除胁痛，解郁怒，劫疝，疏肝，破滞气，宽胸，消食。老弱虚羸戒之，勿用。

柴胡　柴胡，味苦，气平，微寒。气味俱轻，升而不降，阳中阴也。无毒。入手足少阳、厥阴之四经。泻肝胆之邪，去心下痞闷，解痰结，除烦热，尤治疮疡，散诸经血凝气聚，止偏头风，胸胁刺痛，通达表里邪气，善解潮热。伤寒门中必须之药，不独疟症、郁症之要剂也。妇人胎产前后，亦宜用之。目病用之亦良，但可为佐使，而不可为君臣。盖柴胡入于表里之间，自能通达经络，故可为佐使，而性又轻清微寒，所到之处，春风和气，善于解纷，所以用之，无不宜也。或问柴胡不可用之以治阴虚之人是矣，然古人往往杂之青蒿、地骨皮、丹皮、麦冬之内，阴虚火动之人火正炎上，又加柴胡以升提之，火愈上腾，而水益下走，不死何待乎？此阴虚火动，断不可用柴胡，不更可信哉。

芍药　吾子谓芍药无不可用，毋乃过于好奇乎？夫人生斯世，酒、色、财、气，四者并用，何日非使气之日乎，气一动，则伤肝，而气不能平矣。气不平，有大、小之分，大不平，则气逆自大；小不平，则气逆亦小。人见气逆之小，以为吾气未尝不平也，谁知肝经之气已逆乎。故平肝之药，无日不可用也，然则芍药又何日不可用哉。

泽兰　通、行血，消水，苦泄热，甘和血，辛散郁，香舒脾。入足太阴、厥阴（脾、肝）。通九窍，利关节，养血气，长肌肉，破宿血，调月经，消症瘕，散水肿（防己为使）。辛香无毒。甘苦微温。行水消瘀。入肝脾而解散。除风逐湿。行经络以分消。

香草　西国产香草，山野遍生，树高尺许，枝干虬曲，经冬不凋，花小而色紫白，成实时中有小黑粒，春时插之即活，恶肥而喜洁。遇夏即生小虫，因蝇卵所致，见小白点与丝网，宜去之。衣袖触动，芬芳袭人，可纫以为佩。采其花藏衣箱中，能辟诸虫。焚其枝叶，能辟除瘟疫岚瘴，房屋潴秽气自除。主治解郁：凡心怀忧闷，以布包置左胁下之傍，能令胸膈舒畅。除蚤虱，壁虱，取枝叶曝干为粉，以布包贴肌肤上，须多乃效。

郁鸡 珍异药品:出广中。孙硖川云:此物在山中多食郁金苗,故肉松脆。解郁,散结气。

香附米 (芳草)入肝,开郁散滞,活血通经(专入肝胆,兼入肺),辛苦香燥,诸书备极赞赏。能入肝胆二经开郁(郁有痰郁火郁气郁血郁湿郁食郁)散滞,活血通经,兼行诸经气分。(张子和谓圣人啬气,如持至宝,庸人役物,反伤太和。又曰,气本一也!因有所触而怒喜悲恐寒热惊思劳九气于焉而分,盖怒则气上,喜则气缓,恐则气下,寒则气收,热则气泄,惊则气乱,思则气结,劳则气耗,此九气之至也,须分虚实以治。)

川楝子 (乔木)解郁热狂燥疝瘕蛊毒。川楝子(专入心包小肠膀胱),即苦楝子,楝实者是也。味苦气寒微毒,凡入冬时感冒寒邪,至春而发则为温。以致症见狂燥,并疝瘕。热被寒束,症见囊肿茎强,掣引作痛。与夫寒热积聚(积由五脏所生,聚由六腑所成),三虫内蚀者,俱宜用此调治。(有虫耗其津液而渴,须用此根叶加麝以投),以苦主有泄热之功,寒有胜热之义,故能使热悉除。而毒蛊瘕疝,亦得因其自心下降,由于小便而乃泄矣。但人止知此为除疝之味,而不知有逐热解狂之力,以至废而不治。即其治疝,亦不分其是寒是热,是偏是平。与夫偏有错杂多寡之异,其痛亦不分其所痛之处。是否自下而上,从上而下(治病要在辨证)。唯计古方茴香川楝,历为治疝千古俎豆。讵知疝属于热则痛,必见囊肿茎强,其痛亦必从下而上。用以川楝纳入以为向导,则热可除(热疝必用)。如其疝并非热,其痛自上而下,痛引入腹,且有厥逆吐涎。非用辛温不能见效。

连翘 味苦,气平,性凉。气味俱薄,轻清而浮,升也,阳也。又为阴中微阳,入手足少阳及手少阴厥阴气分,兼入手阳明经。主散诸经血结气聚。治寒热鼠瘘瘰疬、痈肿瘿瘤、结热蛊毒,又气闭火炎,耳聋浑浑淳淳(正是少阳胆之治)。疗心经客热,降脾胃湿热,通月水,利五淋小便不通。于小儿诸疮客热最宜。

川贝母 凡风寒湿滞诸痰并禁用贝母。故云能入肺治燥,非脾家所喜也。及食积痰火作嗽,湿痰在胃,恶心欲吐,痰饮作寒热,脾胃湿痰作眩晕,及痰厥头痛,中恶吐呕,胃寒作泄,法以辛温燥热之药,如南星、半夏、天麻、二术、茯苓之类治之者。性苦辛微寒,消痰润肺,涤热清心,故能解郁结,咳嗽,上气,吐血,咯血,肺痈,肺痿,喉痹。

浙贝母 一名象贝,体坚味苦,去时感风痰。川贝化虚痰,土贝形大味苦,治外科化痰毒。应用有别,俱去心。

郁金　辛苦微甘,气香性寒,入心与包络,兼入肺肝。凉心散郁,破血下气,为气中血药。妇人经脉逆行,血气刺痛,摩服效速。若吐衄不因气逆者忌。广郁金:破气破血,少解郁化气之功。草郁金:性味尤烈,藜藋体实,暴怒气逆、血滞者,可以暂用。

金香附　即莎草子。辛苦微甘,气香性温,入十二经;能行血中之气,解郁调经,安胎利产,为女科专药。生用,上行胸膈,外达皮肤;炒用,下达肾肝,旁彻腰膝。盐水炒,软坚润下;童便制,散瘀除蒸;青盐炒,入肾调气;酒浸炒,入肝行经;醋浸炒,消积聚;姜汁炒,化痰饮;四制调经,炒黑止血。阴血燥,均当忌之。

薄荷叶　性味辛凉,散风热,清利头目,搜肝肺,宣滞解郁。但辛香耗气,多服损人。苏产者良。

甘松香　辛温芳香,稍带甘味,功专调气解郁,开胃醒脾。香散甚于藿香,虚人量用。

甘菊花　甘苦微寒,清郁热兼益金水,平肝木解热熄风。为明目清头,善解郁热之专药。菊叶捣汁,能拯疗毒垂危。

白檀香　性味辛温,入脾肺气分而兼入肝胃。能引胃气上行,调中解郁,为治膈止吐专药。

红山栀　性味苦寒,入心肝而兼入三焦;泻心肝邪热,引三焦之郁火曲屈下行。内热用仁,表热用皮。泻火生用,炒黑止血,姜汁炒止烦呕而解郁热。虚者忌之。

甜竹茹　味甘微寒,入肺胃而清燥解郁,姜汁拌炒,为开郁止呕专药。去青刮皮用。

卷心竹叶　辛淡甘寒,凉心止呕,解郁除烦。

扁杏仁　辛苦甘温,入肺而疏肺降气,解邪化痰,为咳逆胸满之专药。去皮尖研。肠滑者忌。亦可生研,去油炒熟用,拣去双仁,炒黑,能解郁消积,如索粉、豆粉、狗肉之类。杏子,辛热损人,孕妇忌之。

松子仁　甘温气香,醒脾开胃,解郁润肠,为芳香解郁润燥良药。其油可通津枯肠结,无火最宜。

忍冬花　起筋骨之痿疲,而身轻步健;祛肢体之风湿,而肿散痛止。尸注大有灵,鬼击良多捷。血痢罔分虚实,疮疽安问浅深。

白薇 疗中风身热支满，祛邪气寒热酸疼。伤中淋露，温疟狂惑。下水气总取益阴之功，治遗尿不拘胎前产后。

紫苏 《日华子本草》谓：治心腹胀满，止霍乱转筋，开胃下食，通大小肠。《濒湖》谓：解肌发表，散风寒，行气宽中，消痰利肺，和血，温中止痛，定喘，解鱼蟹毒。寿颐按：寒饮喘咳宜苏子。甄权谓：杀一切鱼肉毒。

建兰花 《神农本草经》曰：主利水道，除胸中痰癖，杀蛊毒，辟不祥者。盖肺气郁结，则上窍闭而下窍不通，开肺行气，水道自利，胃气凝滞，则水谷不化而为痰癖，芳香醒胃，即以化痰。且辛能散结滞，香能除秽恶，故可杀蛊而辟不祥。

白头翁 苦寒之性，并入肝胆，泻相火而清风木，是以善治热利。其诸主治，消瘿瘤，平瘰疬，治秃疮，化症块，清咽肿，断鼻衄，收血利，止腹痛，医外痔，疗偏坠。伤寒白头翁汤用之治热利下重者，以其清热而止利也。

麦冬 味甘，微凉，入手太阴肺、足阳明胃经。清金润燥，解渴除烦，凉肺热而止咳，降心火而安悸。

川芎 辛甘微苦，力能解郁调经；润泽且香，功可和营理气。愈头风之偏正。性喜上升，补肝燥之虚衰，善通奇脉。温宣之性，能疏血分风寒，走窜无方，防劫阴中元气。（川芎本名芎䓖，因出川地，故名川芎。至于台芎抚芎，皆因其地而名。辛苦甘温，芳香润泽，血中气药也。然走散上升之性，惟血分有郁滞者最宜。至若阴虚血少，宜静不宜动者，不可用之。）

藿香 辛能解表疏邪，入脾达肺。香可宣中快膈，醒胃清神。性属微温，能辟疫而止呕。功颇善散，防助火以伤阴。（藿香辛温入肺，芳香入脾。快膈宣中，止呕吐，平霍乱。以芳香脾胃所喜，故能开胃助脾。然毕竟辛香宣散之品，阴虚有火，虽有表证者，不宜用之。至若治口疮，辟口气，皆从治法耳。藿香紫苏二味，性味功用，大抵相似。但紫苏色紫，能行血分。藿香之香过于苏，理气之功胜之。行血之力不及。至于宣中解郁，其理一也。）

草豆蔻 性味较白蔻为猛。芳香则中土偏宜，暖胃温中，疗心腹之寒痛，宣胸利膈，治呕吐之乖违。又能燥湿强脾，可变胃辟除陈腐，兼解郁痰肉毒。故和羹服食馨香。（草豆蔻产闽省，形如龙眼，皮淡黄而薄，仁如砂仁，其气馨香而和，略带甘味，其性热，专入脾胃，故功用与白蔻相仿。而治上治中不同，然总属辛香燥烈之品，阴不足者远之。）

草果 治太阴独胜之寒。辛温入胃，破瘴疬疟邪之积。刚猛宣中，质燥气雄,味多浊恶,利痰解郁,性却瞑眩。(草果滇广所产,形如诃子,皮黑厚,其仁粗大,其气辛烈而臭,其性热,其所入所用虽与草豆蔻相仿,而刚猛恶浊之气不同。故能破瘴疠之气,发脾胃之寒,截疟除痰,用为劫药。然虚人服之。每易作吐耳。)

半夏 性温体滑,入阳明并走心脾,质燥味辛。治呕吐专消痰饮,通阴阳而和胃,不寐堪医。散逆气以调中,郁邪可解。痰厥头疼当取服,中风暴卒急宜求。辛润通肠,半硫主津凝虚闭,温宣消痞。制法系姜汁青盐。(半夏味辛质滑。性温,有小毒。善劫痰水,导大便。痰水去则土燥,脾喜燥而恶湿。故宜之。味辛善散逆结之气,故能解郁调中。为治呕吐蠲饮邪之圣药。总之脾有湿邪者宜用。若阴虚血燥之人当为禁服。)

川椒 气香有毒,走脾肾燥湿祛寒。色赤入营,达胃肝破症解郁,壮元阳而除痼冷。下焦之水肿堪除,仗辛热以杀诸虫,表里之瘟邪可辟。椒目乃善导水邪下降,苦辛则能使喘满消除。(川椒辛热香燥之品与吴茱萸相似,亦能下气散结。但川椒之色可入血分,能下达肾经。肾主水,故能治下焦水湿等病。其余治中下寒湿疝瘕诸病与吴茱萸相似。但入胃散逆,则吴茱萸为优。辟恶杀虫又川椒为胜耳。去闭口者用。)

黄芩 苦寒,枯泻肺火,子清大肠,湿热皆可。(去皮枯朽,或生,或酒泡。)

紫河车 甘,疗诸虚损,劳瘵骨蒸,滋培根本。(一名混沌皮,一名混元衣,即人之胞衣也。以长流水洗净,或新瓦烘干,或甑蒸风干。忌铁器。)

花椒 味辛,气温。生蜀地者胜,秦与江淮不及也。株皆相似,蜀椒肉厚,皮有皱纹,子更光黑为异。入肺、脾、命门气分。杏仁为使,得盐味佳,畏款冬花、防风、附子、雄黄,可收水银。中其毒者,凉水、麻仁浆解之,解面毒。凡使,去目及闭口者,炒热出汗,隔纸铺地,碗覆待冷,碾取红用。主通三焦,补命门,散寒除湿,解郁,消食,理痹,止泻,壮腰膝,缩便频,除寒嗽,消水肿,祛痰饮,破癥结,杀蛔虫。

栀子 味苦,性寒,味厚气浮。轻飘像肺,色赤入心。泻心、肺邪热,屈曲下行,而三焦之郁火以解,则热厥心疼以平,吐衄痢血以息,及心烦懊憹不眠,五疸五淋,津枯口渴,目赤紫癜,疮疡疮疡悉除。留皮除热在肌表,去皮却热在心腹。仲景因气浮而苦,极易动吐,合淡豆豉用为吐药,以去上焦之滞痰。《本经》谓其治大小肠及胃中热,丹溪谓其解郁热行结气,其性屈曲下行,大能降火从小便泄出。(非利小便,乃清肺也。肺清而化,膀胱为津液之府,故小便得以出也。)

苍术 味苦辛温,入脾胃二经,畏恶同白术。生茅山,坚白有朱砂点者良。糯米泔浸,同芝麻炒,以制其燥。燥湿消痰(苦也),发汗解郁(辛也),调胃进食。止呕吐、泻痢(湿去,则脾健),除水肿(土能胜湿),散风寒湿痹,为治痿要药(合黄柏、川牛膝逐下焦湿热痿躄)。辟一切山岚瘴疫、邪恶鬼气(得天地之正气也)。按:苍术燥烈,凡阴虚燥热,大便闭结,表疏自汗者,俱忌用。

梨 旧不著所出州土,今处处皆有,而种类殊别。医家相承,用乳梨、鹅梨。乳梨出宣城,皮厚而肉实,其味极长。鹅梨出近京州郡及北都,皮薄而浆多,味差短于乳梨,其香则过之,咳嗽热风痰实药多用之。其余水梨、消梨、紫煤梨、赤梨、甘棠御儿梨之类甚多,俱不闻入药也。梨叶,亦主霍乱吐下,煮汁服,亦可作煎,治风。徐王《效验方》:主小儿腹痛,大汗出,名曰寒疝。浓煮梨叶七合,以意消息,可作三、四服,饮之大良。

苦芥子 生秦州。苗长一尺以来,枝茎青色,叶如柳;开白花,似榆荚;其子黑色。味苦,大寒,无毒。明眼目,治血风烦躁。

生瓜菜 生资州平田阴畦间。味甘,微寒,无毒。治走疰攻头面四肢,及阳毒伤寒,壮热头痛,心神烦躁,利胸膈,俗用捣取自然汁饮之,及生捣贴肿毒。苗长三、四寸,作丛生;叶青圆,似白苋菜;春生茎叶,夏开紫白花,结黑细实;其味作生瓜气,故以为名。花、实无用。

玄明粉 味辛、甘,性冷,无毒。治心热烦躁,并五脏宿滞、症结。明目,退膈上虚热,消肿毒。此即朴硝炼成者。

（以上引文均节选自《本草纲目》）

在解郁经方中涉及的药物种类繁多而复杂,其中最常见的有柴胡、桂枝、半夏、生姜及附子等。柴胡,气味苦、平,归肝、胆经,因其生于春天,故秉天地春生之性,主升发与条达,有推陈致新之力。桂枝,气味辛、甘,温,归心、肺、膀胱经,功在发汗解肌,温通经脉,助阳化气。半夏,性味辛、温,归脾、胃、肺经,半夏功专开痰散结,降逆消痞,是祛除痰饮的要药。生姜,性味辛、微温,归肺、脾、胃经,功在温中散寒,化痰降逆。附子,性味辛、甘、大热,归心、肾、脾经,火性迅发,无所不到,为回阳救逆第一品药。根据这几种药物的性质来看,其性味以辛、甘、温为主,而归经则包含了心、肝、脾、肺、肾五脏。从性味上说,辛味能散能行,可行气活血,发散郁结。甘味能补能和能缓,可调和机体功能,扶助正气。温性可补中,助阳。如此一来,则辛散温通,辛甘化阳,甘温复阳。由此看来,在解郁经方中所运用的药物总以能温散通阳者居多,这是我们在临床中选用解郁药物时应该注意并考虑到的地方。除了性味上以辛、甘、温为主外,解郁药物在归经上却是五脏俱备,由此我们便可以树立起"五脏六腑皆令人郁,非独肝也"的思想观念,在郁证的治疗中除了注重肝气的调畅以外,更要明辨其脏腑病位,因证施治。

参考文献

1.郭霭春:《黄帝内经素问校注》,北京:人民卫生出版社1992年版。

2.［日］丹波元简:《灵枢识》,上海:上海科学技术出版社1959年版。

3.(唐)孙思邈:《药王全书·千金要方》,张作记等辑注,北京:华夏出版社1995年版。

4.(清)吴谦:《医宗金鉴》,上海:上海古籍出版社1991年版。

5.文物出版社、上海书店出版社、天津古籍出版社编:《道藏》,上海:上海书店出版社1987年版。

6.李克绍:《伤寒解惑》,山东:山东科学技术出版社2012年版。

7.赵晨修等:《中国古代哲学论选编》,上海:上海科技出版社1996年版。

8.(清)王宏瀚:《医学原始》,上海:上海科技出版社1989年版。

9.成琦:《简明中国哲学史通论·精神思维意识》,海口:海南出版社1994年版。

10.(明)李时珍:《本草纲目》,北京:中国中医药出版社1996年版。

11.(清)刘思敬:《彻剩八编·内镜(清康熙刻本)》,天津:天津古籍出版社1988年版。

12.(清)王清任:《医林改错》,上海:上海科学技术出版社1966年版。

13.(清)张锡纯:《医学衷中参西录》,石家庄:河北人民出版社1957年版。

14.(清)张志聪:《素问集注》,上海:上海科学技术出版社1959年版。

15.(隋)巢元芳:《诸病源候论》,北京:中国医药科技出版社2011年版。

16.(清)王子接:《绛雪园古方选注》,北京:中国中医药出版社2012年版。

17. 管家齐、焦悦:《百合地黄汤临床应用与实验研究》,《浙江中西医结合杂志》2009 年第 5 期。

18. 程瑶:《百合地黄汤研究进展》,《光明中医》2012 年第 3 期。

19. 徐文君、吴国伟、胡云英:《百合地黄汤加减治疗老年抑郁症 32 例》,《浙江中西医结合杂志》2001 年第 3 期。

20. 冯雷:《百合地黄汤加味治疗妇女更年期综合征 82 例报道》,《甘肃中医》2003 年第 2 期。

21. 张景凤、仝桂兰、侯庆等:《加味百合地黄汤对中风后焦虑状态的临床疗效观察》,《中草药》2005 年第 5 期。

22. 丁德正:《半夏厚朴汤在精神疾病中的运用》,《陕西中医》1992 年第 9 期。

23. 丁德正:《半夏厚朴汤治疗癔症痰郁型 104 例临床观察》,《河南中医》1991 年第 3 期。

24. 钟礼勇:《半夏厚朴汤配合针刺治疗郁证 29 例》,《实用中医药杂志》2008 年第 9 期。

25. 刘丽明:《半夏厚朴汤治疗更年期综合征的应用体会》,《中国实用医药》2010 年第 25 期。

26. 李毅:《二仙汤合甘麦大枣汤治疗妇女更年期综合征 118 例》,《上海中医药杂志》2004 年第 2 期。

27. 郭建红、王顺顺、范荣:《柴胡疏肝散合甘麦大枣汤加减治疗产后抑郁症的临床观察》,《北方药学》2011 年第 2 期。

28. 史先芬、吴自光:《加味奔豚汤治疗中风后抑郁 55 例疗效观察》,《中医临床研究》2013 年第 12 期。

29. 杨晓、刘平:《奔豚汤治疗焦虑性神经官能症 26 例》,《陕西中医》2007 年第 7 期。

30. 童舜华:《奔豚汤治疗神志病举隅》,《江西中医药》2007 年第 1 期。

31. 张铭韬:《刍议心主神明论的科学性》,《辽宁中医研究院院刊》1991 年第 7 期。

32. 谢忠礼:《加味四逆散治疗恶劣心境障碍 38 例临床研究》,《中国中医药信息杂志》2005 年第 4 期。

33. 苏进义:《四逆散加味治疗功能性消化不良伴抑郁状态 56 例的疗效

观察》,《贵阳中医学院学报》2013 年第 5 期。

34.杨迎民:《加味四逆散治疗缺血性脑中风后抑郁症临床研究》,《天津中医药》2009 年第 2 期。

35.吴贵娥:《小柴胡汤古代运用考探》,北京:北京中医药大学硕士学位论文,2005 年。

36.刘渡舟:《小柴胡汤解郁功效例举》,《中医杂志》1985 年第 5 期。

37.郑孟灵:《小柴胡汤治疗郁证 46 例》,《中国中医药科技》2004 年第 6 期。

38.李春英:《小柴胡汤加味治疗 2 型糖尿病合并抑郁状态 78 例》,《光明中医》2008 年第 10 期。

39.包祖晓、管利民:《柴胡加龙骨牡蛎汤在神经精神疾病中的运用》,《河北中医》2003 年第 11 期。

40.吴明兴:《柴胡加龙骨牡蛎汤临床证治规律研究》,广州:广州中医药大学硕士学位论文,2012 年。

41.成秀明:《柴胡加龙骨牡蛎汤加减治疗女性更年期综合征体会》,《中西医结合祖国医学》2009 年第 11 期。

42.尚俊平:《柴胡加龙骨牡蛎汤治疗老年抑郁症 30 例》,《甘肃中医》2010 年第 2 期。

43.赵国庆、赵晓玲、王严:《柴胡加龙骨牡蛎汤加减治疗广泛性焦虑症 54 例临床观察》,《社区中医药》2008 年第 14 期。

44.陈大权:《〈金匮〉百合病病理之探讨——读〈金匮方论衍义〉的体会》,《天津中医》1990 年第 5 期。